하타요가의 호흡

하타요가의 호흡

발행일   2022년 5월 20일

지은이   박승태
펴낸이   손형국
펴낸곳   (주)북랩
편집인   선일영   편집   정두철, 배진용, 김현아, 박준, 장하영
디자인   이현수, 김민하, 안유경, 김영주   제작   박기성, 황동현, 구성우, 권태련
마케팅   김회란, 박진관
출판등록 2004. 12. 1(제2012-000051호)
주소   서울특별시 금천구 가산디지털 1로 168, 우림라이온스밸리 B동 B113~114호., C동 B101호
홈페이지   www.book.co.kr
전화번호   (02)2026-5777   팩스   (02)2026-5747

ISBN   979-11-6836-267-3 03510 (종이책)   979-11-6836-268-0 05510 (전자책)

이 도서는 2022년도 원광디지털대학교의 교비 지원에 의해서 출간됨.

심신의 균형과 조화를 위한 수련

하타요가의 호흡

박승태 지음

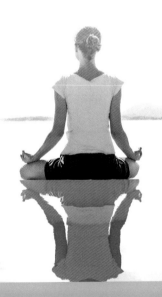

건강한 몸과
마음을 위한 시간

 북랩

머리말

나는 누구인가?
나는 어디에서 왔고 어디로 가는가?
세상의 근원은 무엇인가?

세상에는 수많은 질문이 있지만 한 존재가 가지는 가장 근원적인 질문은 결국 나로 귀결될 것이다. 사람들은 자신이 누구인지 명확히 알고 사는 것 같지만, 자신이 어디에서 와서 어디로 가는지, 이 생의 시간이 나의 시간의 전부인지, 생을 마침으로써 나의 시간은 막을 내리는지, 스스로 물으면 그 답은 아직 알 수 없을 것이다.

그러한 질문에 대한 궁극의 답을 구하고자 수많은 요가 수행자들은 노력을 거듭해 왔고 그 자산은 구체적 수행법으로 우리에게 전해졌다.

라자요가, 하타요가, 까르마요가, 갸나요가, 박띠요가, 스와라요가….

이외에도 많은 요가 수행법이 전해지며 구도의 길을 안내하고 있다.

현재 요가는 건강법으로 알려지거나 심신을 안정시키는 명상법으로 전해지며 현대인에게 필요한 많은 이익을 주고 있지만, 요가의 진정한 가치는 참다운 자신을 찾게 하는 수행법이다.

이중 하타요가는 에너지의 합일을 통해 일원의 빛을 체득하여 삼매에 도달하도록 안내하고 있다. 호흡은 이 과정에서 핵심이 되는 수행법이다. 그럼에도 많은 요가인들은 호흡법을 실수행으로써 꾸준히 수련하지 못하는 경향이 있다.

요가가 수행법이라는 것은 '아는 것'을 넘어 '되는 것'이 중요함을 말한다. 이는 진아를 사유적 체계로 아는 것이 아니라 자신이 진아임을 스스로 깨달아 확인해야 함을 의미한다. 그 증명은 현상적 자신과 근원적 자신의 합일로 이루어진다. 즉 하타요가는 쁘라나와 아빠나의 합일로 시작하여 분신과 진아의 합일로 나아간다. 그 과정을 호흡이 이끌어 줄 것이다. 이때의 호흡은 생리적 호흡, 기적 호흡만 말하는 것이 아니라 존재적 호흡, 진아의 호흡을 말한다. 이러한 다층적 호흡을 하타요가를 통해 체득해가기를 바라며 '하타요가의 호흡'이란 주제로 글을 시작하고자 한다.

2022년
박승태

2장

호흡의 종류

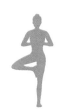

5장

호흡수련의 안전성

※ 문헌의 인용과 산스크리트어 발음 표기

책에 기술된 요가 문헌의 인용 구절 중 요가수뜨라, 하타요가쁘라디삐까, 게란다상히따, 시바상히따의 구절은 『요가 비전』(배해수 편역, 지혜의나무, 2005년)에서 인용하였다. 『요가 비전』에서 인용한 구절은 각주를 달지 않았다.

요가 용어에 대한 산스크리트어 영어 발음 표기는 번역서마다 다르게 표현되고 있다. 본서에서 기술한 표기와 인용한 서적의 표기가 차이가 있는 것은 이와 같은 이유 때문이다.

'kumbhaka'의 경우 본서에서는 '꿈바까'로 표기하였지만 인용한 구절은 해당 책의 발음표기인 '쿰바카'를 그대로 인용해 왔기에 표기가 다르게 적힌 경우가 있다.

이러한 점을 고려하여 읽기를 바란다.

※ 요가문헌 영문 약어 표기

- 요가수뜨라: Y.S
- 하타요가쁘라디삐까: H.P
- 게란다상히따: G.S
- 시바상히따: S.S
- 바시스따상히따: V.S

1장

다층적 호흡

호흡수련의 의미

호흡이란

호흡의 단어를 풀어보면 '호(呼)'는 내쉼, '흡(吸)'은 들이쉼을 말한다. 즉 인체가 공기를 들이쉬고 내쉬는 행위를 뜻한다. 이때 무엇을 들이쉬고 내쉬는지 살펴보면 폐를 통하여 산소를 들이쉬고 이산화탄소를 내쉬는 생리작용이 일어난다.

이렇게 인체의 가스교환이 이루어지기 위해서는 기체의 압력차가 발생해야 하는데, 이는 흉강과 복강의 압력차를 통해 가능하다. 그래서 우리가 숨을 쉴 때 가슴이 부풀어졌다 줄어들기도 하고 복부가 나왔다 들어가기도 한다. 때로는 어깨가 위아래로 들썩이기도 한다. 이처럼 인체 각 부위의 부피가 커졌다 작아졌다 하는 행위를 통해 폐의 압력차가 발생하고, 이때 폐의 압력이 대기보다 높아지면 날숨이 일어나고 폐의 압력이 낮아지면 들숨이 일어난다.

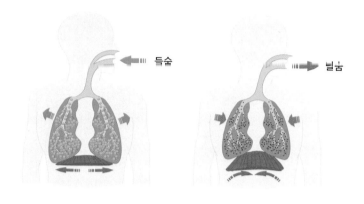

들숨   날숨

하타요가

하타요가에서 말하는 호흡수련, 호흡법이란 무엇을 말하는 것일까? 앞에서 말한 육체의 호흡기전을 통하여 무엇을 하려는 것일까? 이에 대해 알려면 먼저 하타요가가 무엇인지 알아볼 필요가 있다.

하타요가(Hatha Yoga)의 단어 뜻을 풀이하면 '하(Ha)+타(Tha)= 요가(Yoga)'로 풀어볼 수 있다. 이때 '하'는 태양의 에너지, '타'는 달의 에너지. '요가'는 결합이란 뜻으로 해석할 수 있다.

즉 하타요가는 태양의 에너지와 달의 에너지를 하나로 합일하는 요가이다. 동아시아의 개념으로는 음과 양이 결합하여 태극이 되는 것이라고 할 수 있다. 또 다른 정의로는 음양의 이원(二元)의 상태를 태극 나아가 무극의 일원(一元)의 상태로 만드는 것이라고 할 수 있다. 즉 분화된 이원의 에너지 상태, 상대성의 상태를 일원의 온전한 에너지인 절대성의 상태로 상승시키는 수련법이라고 할 수 있다.

수련을 통해 일원인 근원의 상태로 돌아간다는 것은 만물이 분화되기 전의 상태로 복원한다는 것을 말한다. 근원에서 만물이 파생되어 생겨나는 것을 '전변(轉變)한다'라고 말하기도 한다. 이는 구르면서 변화하며 생겨났다는 것을 말한다.

이 과정은 철학의 유파에 따라 다르게 설명하는데 상키야철학에서는 뿌루샤(Purasa)와 쁘라끄리띠의 결합을 통해 세 구나[1]의 균형이 깨어지며 먼저 붓디가 생성되고 아함까라, 마나스가 생겨난다. 그다음 다섯 감각기관, 다섯 운동기관이 생기고 다섯 미세요소와 다섯 조대요소[2]가 생긴다. 여기서 상키야 철학은 이원론으로 근원의 상태를 일원이 아닌 이원으로 시작하지만, 그 이원의 상태를 기준으로 현실 세계는 쁘라끄리띠가 분화하며 전변된 결과로 볼 수 있다. 동아시아에서는 무극에서 태극, 태극에서 음양, 음양에서 오행으로 분화되고, 이 오행의 빛이 재결합과 분화를 반복하며 전변되었다고 한다.

그러면 하타요가의 수행이란 무엇인가?

반복적으로 분화되어 근원의 에너지가 하향화(물질화)된 것을 역으로 거슬러 상향화(에너지화, 빛화)하며 에너지의 차원을 높여가는 것이라고 할 수 있다.

---

1) 구나(guna): 사뜨바(sattva), 라쟈스(rajas), 따마스(tamas)
2) 다섯 가지 미세요소: 오유(五唯, tanmatra), 색(色)·성(聲)·향(香)·미(味)·촉(觸), 다섯 가지 조대요소: 오대(五大), 지(地)·수(水)·화(火)·풍(風)·공(空)

하타요가는 에너지의 결합을 여러 차원에서 반복하며, 상위 차원으로 상승시켜 육신의 에너지를 영적, 신성적 에너지로 상승, 확장해가는 요가라고 할 수 있다.

하타요가의 호흡

하타요가에서 에너지 결합의 첫 출발은 무엇인가?

그것은 쁘라나와 아빠나의 결합이다. 인체의 에너지는 여러 가지 관점으로 분류할 수 있는데 이 중 전신을 다섯 개의 에너지 영역으로 분류한 것이 빤짜 바유[3]이다. 그중 가슴에 있는 바유를 '쁘라나 바유'라고 하고 아랫배에 있는 바유를 '아빠나 바유'라고 한다. 이 두 가지 바유의 결합에 의해 하타요가의 에너지 결합이 시작된다.

이렇게 결합된 에너지는 회음부의 물라다라 짜끄라에 잠자고 있던 꾼달리니를 각성시킨다[4]. 이때 깨어나는 꾼달리니를 여신의 이름을 붙여 꾼달리니 샥띠라고 부른다. 각성된 꾼달리니는 호흡수련에 의해 수슘나 나디를 통해 상승하게 되는데, 이 과정에서 인체 좌우에 있는 에너지인 삥갈라에너지와 이다에너지를 상합하게 된다. '상합한다'는 말은 좌우의 에너

---

[3] 다섯 가지 기(氣): 우다나 바유, 쁘라나 바유, 사마나 바유, 아빠나 바유, 비야나 바유
[4] 꾼달리니가 깐다 혹은 마니뿌라 짜끄라에 잠들어 있다고 하기도 한다. 이후 이 책에서는 깐다에 잠들어 있는 관점으로 전개한다.

하타요가의 호흡

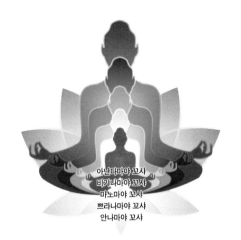

빤짜 꼬샤

지가 수슘나로 귀결되므로 '소멸된다'고 표현하기도 한다. 이렇게 상승하는 에너지가 사하스라라 짜끄라까지 도달하는 것이 하타요가의 중요한 수련 경로이다. 꾼달리니가 상승할 때 중요한 수행기법은 호흡이며 여기에 함께 행하는 수련 방법이 반다와 무드라이다. 이러한 하타요가의 수련체계에서 호흡은 들이쉬고 내쉬는 인체 기능 속에서 산소와 이산화탄소의 교환뿐만 아니라 에너지의 결합과 운행이 이루어지며, 이 과정을 제대로 하는 것이 하타요가의 목적에 부합하게 수련하는 것이라고 할 수 있다.

　그렇기에 하타요가의 본래 목적에 부합하기 위해서는 육체적 기전에 따른 호흡과 에너지 체계에 따른 호흡과 무심의 삼매로 들어가는 명상적 호흡이 개별적으로 이루어지는 것이 아니라 하나의 일맥, 일관된 흐름 하에 이루어지는 것이 효율적이다. 왜냐하면 하타요가는 육신의 무상(無常)함을 바탕으로 한 요가가 아니라 육체의 구조와 기능을 토대로 유형적 에너지를 무형적 에너지로 전환하며 심리적인 고요함과 충만함, 나아가 신성의 각성으로 상승해가는 요가이기 때문이다. 즉 육체층과 에너지층, 심층, 이성층, 지복층으로 이어지는 다층적 인체인 빤짜 꼬샤를 하나로 이어가며 수행력을 상승시키는 것이 하타요가의 수련법이라고 할 수 있다.

육체층의 호흡

생리적 호흡

요가의 인체관은 빤짜 꼬샤로 다섯개의 층으로 구성되어 있다[5]. 그 중 첫 번째층이 안나마야 꼬샤, 육체층이다. 안나마야 꼬샤의 원 뜻은 식량층이다. 즉 먹어서 유지되는 몸이다. 유형의 음식을 통해 세포의 소멸과 재생을 반복하며 유지하는 것이 육체층이기에 이를 위해서는 지속적인 물질(음식)의 공급이 필요하다. 그런데 몸을 만드는 것과 달리 인체를 가동하기 위해서는 전기적인 에너지가 필요한데 이 에너지는 육체에서 흡수한 영양분을 기반으로 만들어진다. 이 과정에 물질적 영양소가 비물질적 에너지로 전환하는 체계가 필요하다. 영양소를 태움으로써 전기적 에너지가 만들어지고 이 힘으로 인체의 근육을

---

5) 본서에서 설명하는 빤짜 꼬샤는 기존의 해석에 저자의 수련을 통한 체득과 이해를 바탕으로 작성하였다.

수축시켜 움직임이 가능해진다. 이때 중요한 것이 ATP[6]와 칼슘이다. 근육세포에서 미오신에 ATP, 액틴에 칼슘이 작용하여 근수축이 일어난다. 근수축이 가능한 것은 음식으로부터 영양을 공급받고 이를 분해하고 활용하여 무형의 에너지를 근육에 제공하기 때문이다.

이렇게 육체층에서 생성되는 에너지는 인체의 다양한 에너지 중 물질에 가까운 에너지라고 할 수 있다. 전자기파 안에 가시광선뿐만 아니라 적외선, 자외선, 마이크로파, 엑스선 등 여러 파장의 빛이 있듯이 인체의 에너지는 다양한 수준으로 존재한다. 예를 들면 물질적 에너지, 나디의 에너지, 짜끄라의 에너지, 마음의 에너지, 영적 에너지, 신성적 에너지 등이다. 인체의 물질적 에너지원인 ATP는 영양의 공급과 호흡을 통해 만들어진다. 여기서 호흡은 유산소 호흡과 무산소 호흡으로 나누어진다. 이에 따라 에너지를 생산하는 경로도 유산소 호흡 경로(aerobic pathway)와 무산소 호흡 경로(anaerobic pathway)로 나뉜다.

앞서 생리적 호흡은 산소를 들이쉬고 이산화탄소를 내쉬는 것이라고 했는데, 산소를 마시는 목적은 에너지를 생산하기 위한 것이다. 그런데 호흡에는 산소를 이용하는 경로만 있는 것이 아니라 산소를 이용하지 않는 무산소 호흡도 있기 때문에 호흡의 좀 더 포괄적인 의미는 '에너지를 생산하는 인체기전'이

---

6)   아데노신삼인산(adenosine triphosphate)

라고 할 수 있다. 세균에도 산소를 좋아하는 호기성 세균과 산소를 싫어하는 혐기성 세균이 있는 것도 비슷한 맥락이다.

무산소 호흡은 2가지 경로가 있다.

① ATP-PC 체계: 인원질 과정

② 젖산 과정(latic acid system)

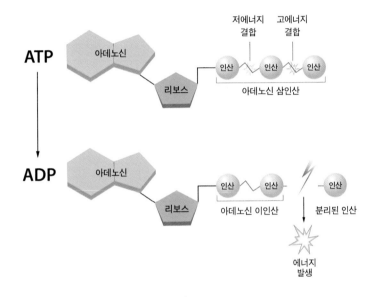

ATP와 ADP

유산소 호흡의 경로는 포도당을 분해하여 크렙스 회로와 전자전달계를 통해 ATP를 생산한다.

혹자들은 이러한 육신의 생리적 호흡이 요가의 호흡, 쁘라나야마와 직접적인 연관성이 적다고 생각할 수 있다. 그러나 요가의 쁘라나야마는 육체의 움직임과 에너지의 조절을 동시에 수련함으로써 육체의 수련으로 끝나지 않고 영적 쁘라나를 생성하는 동력이 되고, 이는 육신을 더욱 밝고 건강하게 만드는 상호작용을 한다.

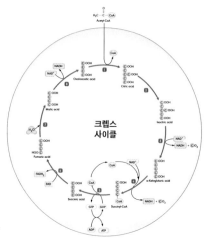

크렙스 회로

호흡과 근육

쁘라나가 물질적 차원으로 전환되면 육신의 오감에 잘 감지되는 에너지상태가 된다. 즉 물질적 영역으로 하향화됨으로써 쁘라나는 온도, 힘, 압력, 파장으로 나타난다.

온도는 차가움과 뜨거움, 힘은 역학적 작용, 압력은 에너지의 밀도와 연관이 있고 파장은 리듬과 연관이 있다. 물론 이들은 각기 독립적으로 존재한다기보다는 에너지의 한 단면들이다.

생리적 호흡을 할 때는 이러한 에너지가 육신의 힘과 압력이 되어 근육을 동원한다. 근육의 작용을 통해 인체에서 각기 구

하타요가의 호흡

분된 공간의 압력차를 조절하는 것이다. 요가의 호흡과 연관된 중요한 공간은 흉강과 복강, 골반강, 구강, 비강 등이 있다. 그리고 이러한 공간은 직간접적으로 인체의 바유와 연관이 있다. 예를 들어 골반강은 아빠나 바유와 연관이 있고 복강은 사마나 바유, 흉강은 쁘라나 바유, 구강과 비강은 우다나 바유와 연관이 있다. 이는 이 공간을 어떻게 조절하는가에 따라 바유의 상태도 달라진다는 것을 의미한다. 그래서 쁘라나야마 수행자는 육신의 근육조절을 통해 호흡의 길이, 압력, 깊이 등에 변화를 주며 무형의 쁘라나를 조절한다.

들숨의 주근육

호흡에는 많은 근육이 동원되는데 그중 들이쉬는 숨을 주관하는 대표적인 근육은 횡격막이다. 횡격막은 근육이지만 흉강과 복강을 가로질러 구분하는 막의 역할도 한다. 이러한 구조 자체가 호흡을 가능하게 한다. 즉 막이 위아래로 움직이면서 공간의 부피를 직접적으로 조절한다.

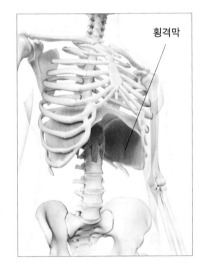

횡격막

근육의 움직임은 수축이 주가 되기 때문에 횡격막은 그림과 같이 돔(dome)의 형태로 있다가 수축할 때 아래로 내려감으로써 흉강의 부피를 늘리고 복상의 부피를 줄여 대기의 공기가 폐로 들어올 수 있게 한다. 이는 마치 주사기의 손잡이를 아래로 내려 공기가 주사기 안으로 들어오게 하는 것과 같다.

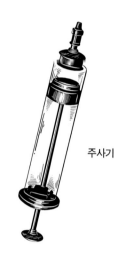

주사기

　여기서 주목할 점은 횡격막의 움직임이 수직적이라는 것이다. 한 개체가 존재하기 위해서는 중심과 축, 축의 회전에 의한 공간 형성이 필요한데 호흡에도 이러한 원리가 반영된다. 무형의 호흡에는 중심과 축이 있으며 축의 회전력에 의해 반경이 생겨난다. 호흡의 축은 횡격막과 쁘라나의 수직적 움직임을 통해 만들어지고 축을 따라 발생하는 회전력은 수평적 공간을 만든다. 수평적 움직임과 수직적 움직임이 만나는 곳에 호흡의 중심이 형성되며 이곳에 힘이 응집되도록 하는 것이 호흡수련의 핵심내용 중 하나이다. 이 중심이 요가에서는 깐다(Kanda)[7]이다. 이러한 인체의 수직적 호흡체계의 주 근육과 수평적 호흡체계의 주근육을 잘 알고 사용하면 효율적인 호흡수련이 진행된다. 그렇기에 생리적 호흡에서 횡격막의 구조와 기능에 대한 이해는 매우 중요하며 이를 바탕으로

---

7)　깐다에 대해서는 p122에서 설명한다.

하타요가의 호흡

호흡수련을 하면 호흡의 중심 근육인 코어근육을 잘 사용하고 에너지의 중심인 깐다에 효과적으로 집중할 수 있다.

날숨의 주근육

내쉬는 호흡의 주근육은 복횡근이다. 이는 안정적이고 깊은 호흡이 이루어지고 있을 때의 이야기이다. 만약 호흡이 매우 얕아졌거나 짧아졌다면 가슴 위주의 호흡을 하기에 내쉬는 호흡의 주근육은 다른 근육이 된다.

복횡근은 복부에 있는 네 개의 근육 중 가장 깊은 곳에 있는 심부근육이자 인체의 중심근육인 코어근육 중의 하나이다.

그림에서 보는 바와 같이 복횡근은 마치 복대처럼 복부에서 옆구리, 허리 부근까지 원형으로 감싸고 있다. 근육의 결이 수평으로 나있기에 수축을 하면 마치 코르셋을 조이는 것처럼 복부의 중심을 향해 좁혀 들어온다. 이 때 복부의 수축으로 복압이 높아지고 횡격막이 위로 밀려 올라간다. 그러면 대기압보다 폐의 압력이 높아지기 때문에 숨이 밖으로 배출된다. 이것이 복횡근을 통한 호흡의 수평체계이다.

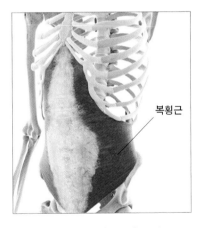

복식 호흡은 횡격막의 수직적 움직임과 복횡근의 수평적 움

직임이 서로 교차하며 들숨과 날숨이 이루어진다. 두 근육은 서로 밀고 당기는 길항관계를 이루고 있으므로 한 근육의 작용이 원활하지 않으면 자연스럽고 안정적인 호흡이 이루어지지 않는다. 예를 들어 등이 굽은 자세로 인해 늑간이 수축하고 경직되면 갈비뼈의 하부에 붙어있는 횡격막의 움직임이 저하되므로 들숨이 원활하게 이루어지지 않게 된다. 그러면 배가 부푼 만큼 내쉴 때 수축하게 되는 복횡근의 작용도 원활하지 않게 된다. 들숨과 날숨은 음양 관계로 하나의 리듬체계이므로 두 인체작용이 잘 되도록 조절하는 것이 생리적 호흡 수련의 첫 출발이다.

하타요가의 호흡

에너지층의 호흡

인체의 에너지 체계

빤짜 꼬샤의 두번째층은 쁘라나마야 꼬샤, 에너지층이다. 쁘라나마야 꼬샤는 생기층이라고도 한다. 이 층은 무형적인 층이라고 할 수 있다.

인간은 육체적 오감으로 인지되는 유형적인 면이 있는가 하면 인지되지 않는 무형적인 면도 있다. 육체층을 제외한 나머지 층은 무형의 층이라고 할 수 있다. 그중 에너지 층은 더 상위층인 심층, 이성층과 구별되는 층이면서 하위층인 육체층을 상위층과 연결하는 작용을 한다. 이러한 연결 작용을 위해 에너지 층이 가지는 고유의 체계가 있다. 그것은 짜끄라, 바유, 나디, 깐다 등으로 구성되어 있다.

주요한 짜끄라(Chakra)는 7개가 있으며 바유(Vayu)는 5개의 바유인 빤짜 바유와 보조 바유가 있다. 그리고 나디(Nadi)는 14개의 나디가 있는데 그중 3개가 중요한 나디로 꼽힌다.[8] 그리

---

8)   시바상히따 2-13~15

고 인체의 중심인 깐다(Kanda)가 있다.

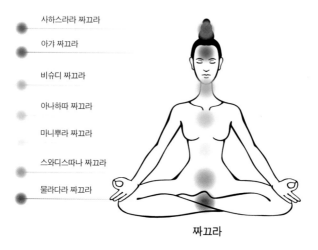

사하스라라 짜끄라

아갸 짜끄라

비슈디 짜끄라

아나하따 짜끄라

마니뿌라 짜끄라

스와디스따나 짜끄라

물라다라 짜끄라

짜끄라

짜끄라

(1) 물라다라 짜끄라(Muladhara chakra)

① 뜻: '물라다라'는 기초, 근본

② 위치: 회음

③ 해부학적 연관성: 남성은 회음과 항문 중간, 여성은 자궁
경관의 뒷면

④ 작용

- 꾼달리니 샥띠의 장소: 세바퀴 반의 똬리를 틀고 수슘나
통로와 맞대어 있음

- 아빠나 바유의 주요 센터

- 배설기관, 생식기관, 성 기관과 연관

- 삶의 안정성, 활동성에 영향

하타요가의 호흡

- 인간적 행동, 욕망과 연관

⑤ 색채, 비자소리: 붉은색, 람(lam)

⑥ 형태: 사각형, 4개의 꽃잎

(2) 스와디스따나 짜끄라(Svadhishthana chakra)

① 뜻: '스와'는 자기 자신, '아디스따'는 거주처, 자기 자신의 자리

② 위치: 척추 끝, 미저골 끝

③ 해부학적 연관성: 남성의 전립선 신경총, 여성의 비뇨신경총

④ 작용

- 아빠나 바유와 관련(비야나 바유의 센터로 보기도 함)

- 신장, 방광, 비뇨기관, 생식기관을 유지하는 힘과 연관

- 삶의 적응력과 유연한 흐름에 영향

⑤ 색채, 비자소리: 주황색, 밤(vam)

⑥ 형태: 원형, 6개의 꽃잎

(3) 마니뿌라 짜끄라(Manipura chakra)

① 뜻: '마니'는 보석, '뿌라'는 도시로 보석의 도시, 마니빠드마라고도 함. 보석으로 된 연꽃

② 위치: 배꼽 뒤 척추 내벽

③ 해부학적 연관성: 태양신경총, 소화기관

④ 작용

- 사마나 바유의 센터

- 변화와 성장을 가능하게 하는 잠재력과 연관

- 배꼽에 대하여 총제를 행하면 몸 안의 조직을 알 수 있다. (Y.S 3-29)

- 췌장과 간을 포함한 소화기관과 근육을 관장

- 에너지와 생명력 공급

⑤ 색채, 비자소리: 노란색, 람(ram)

⑥ 형태: 역삼각형, 10개의 꽃잎

(4) 아나하따 짜끄라(Anahata chakra)

① 뜻: '아나하따'는 온전한, 제한 없는, 무한한

② 위치: 가슴 뒤의 척추 내벽

③ 해부학적 연관성: 심장, 심장신경총

④ 작용

- 쁘라나 바유의 센터

- 마음과 감정을 조절

- 심리적 에너지를 담당하고 상승, 확장

- 자신의 운명을 스스로 결정하고 개척하는 자유의지의 힘

- 자비심과 사랑

⑤ 색채, 비자소리: 초록색, 얌(yam)

⑥ 형태: 육각형, 12개의 꽃잎

(5) 비슈디 짜끄라(Visuddhi chakra)

① 뜻: '비슈디'는 순수

② 위치: 목구멍 뒤 경부신경총

③ 해부학적 연관성: 갑상선, 인두신경총, 후두신경총

④ 작용

- 우다나 바유와 쁘라나 바유의 연결 센터

- 인후, 입, 혀, 갑상선 등을 관장

- 경청하고 공감하는 힘, 의사소통하는 능력과 연관

- 통찰력과 지혜를 전할 수 있는 능력

⑤ 색채, 비자소리: 파란색, 함(ham)

⑥ 형태: 초승달 모양, 16개의 꽃잎

(6) 아갸 짜끄라(Ajna chakra)

① 뜻: '아갸'는 권위, 명령, 무한한 힘

② 위치: 미간센터의 바로 뒤 두뇌 속

③ 해부학적 연관성: 연수, 뇌하수체, 뇌

④ 작용

- 우다나 바유의 센터

- 영적, 신성적 발달

- 지혜, 직관력, 판단력, 심층적 이해 향상

- 주의집중력, 의식의 조절, 깨달음의 성취와 연관

- 아갸 짜끄라가 각성되면 정화된 지성인 붓디가 드러남

- 제3의 눈

⑤ 색채, 비자소리: 남색, 옴(om)

⑥ 형태: 2개의 꽃잎

(7) 사하스라라 짜끄라(Sahasrara chakra)

① 뜻: 사하스라라는 천(千), 무한을 의미

② 위치: 정수리 근처

③ 해부학적 연관성: 대뇌 중앙 위, 송과선

④ 작용

- 꾼달리니 샥띠와 시바가 결합하는 센터

- 신성적 의식과 연결 강화

- 결합, 연결이 일어나면 삼매의 시작

- 개체적 자아가 사라지고 우아일체(宇我一體)의 체험

⑤ 색채, 비자소리: 보라색, 비사르가(visarga, 소리가 사라진 상태)

⑥ 형태: 천개의 꽃잎

빤짜 바유

생기층, 쁘라나마야 꼬샤에는 인체의 영역별로 다섯 바유가 분포되는데 이것이 빤짜 바유이다.

(1) 아빠나 바유(Apana vayu)

아빠나 바유는 하복부의 기(氣)이다. 아래로 내려가는 기의 성향을 가지고 있으며 수(水)의 원소가 주를 이룬다. 지(地)의

원소가 주원소라고 보는 견해도 있다. 아빠나 바유와 연관된 주요 장기로는 비뇨기인 신장과 방광이 있고 소화·배설기관으로 소장, 대장이 있으며 생식기관이 여기에 해당한다. 인체 공간 중 골반강과 연관이 있다.

① 위치: 하복부(소화기, 비뇨기 계통)

② 관련 장부: 신장, 방광, 소장

③ 기능: 아래로 내려보내는 활동을 조절한다. 비뇨 및 배설 작용, 생식 작용, 자율신경의 조절 및 안정

④ 관련 짜끄라: 스와디스따나 짜끄라, 물라다라 짜끄라

⑤ 이상 증상: 변비, 설사, 요실금, 냉증 등

(2) 사마나 바유(Samana vayu)

사마나는 평등이란 뜻을 가지고 있는 중복부의 기(氣)이다. 배꼽에서 명치 부근까지 분포하는 에너지이다. 지(地)의 원소가 주를 이룬다. 수(水)의 원소가 주를 이룬다고 보는 견해도 있다. 주요 장기로는 소화기관인 간장, 위장, 십이지장, 췌장 등이 있으며 인체 공간 중 복강과 연관이 있다.

① 위치: 상중 복부(소화기 계통)

② 관련 장부: 위장, 간장, 췌장

③ 기능: 삐따 도샤가 가지는 소화의 기능을 돕는다.

④ 관련 짜끄라: 마니뿌라 짜끄라

⑤ 이상 증상: 소화불량, 설사, 복부 팽만 등의 소화기 계통의 문제

(3) 쁘라나 바유(Prana vayu)

쁘라나 바유는 가슴에 분포하는 기(氣)이다. 주요 역할은 호흡과 혈액 순환이며 육체에 활동 에너지를 공급하는 역할을 한다. 화(火)의 원소가 주를 이루고 주요 장기로는 심장과 폐가 있다. 인체의 공간 중 흉강과 연관이 있으며 심리작용이 일어나게 한다.

① 위치: 가슴(흉부)

② 관련 장부: 심장, 폐

③ 기능: 호흡, 마음, 감정조절, 순환의 중심

④ 관련 짜끄라: 아나하따 짜끄라, 비슈디 짜끄라

⑤ 이상 증상: 심장기능 저하 혹은 항진, 호흡기 계통의 이상, 심리적 불안정, 이상 열감

(4) 우다나 바유(Udana vayu)

우다나 바유는 머리와 목에 분포된 기(氣)이다. 풍(風)의 원소가 주를 이루며 목은 육체와 정신을 연결하는 가교 역할을 한다. 주요 인체 기관으로는 뇌와 송과선, 뇌하수체가 있다. 인체의 공간 중 구강, 비강, 전두동과 연관이 있으며 의식작용에 영향을 준다.

① 위치: 머리

② 관련 장부 및 기관: 뇌, 눈, 귀, 코, 입

③ 기능: 인지, 명령, 말, 기억, 신경조절

④ 관련 짜끄라: 아갸 짜끄라, 사하스라라 짜끄라

⑤ 이상 증상: 언어 능력 이상, 기억력 이상, 우울, 창조력 이상

(5) 비야나 바유(Vyana vayu)

비야나 바유는 몸 전체에 분포하는 기(氣)이다. 감각 작용이나 전신순환작용을 주관한다. 공(空: 에테르)이 주원소이다. 비야나 바유와 연관된 주요 인체 기관으로는 피부, 모세혈관, 임파선, 말초신경이 있다.

① 위치: 전신(순환계)

② 관련장부 및 기관: 피부, 혈관, 임파선

③ 기능: 혈액 순환, 영양분 공급, 산소와 이산화탄소 교환, 땀, 호신강기(護身剛氣)

④ 관련 짜끄라: 각 짜끄라의 연결

⑤ 이상 증상: 순환계통의 문제, 고혈압, 저혈압, 부종, 면역력 저하 등

(6) 게란다상히따의 바유 구절

게란다상히따에 기술된 빤짜 바유와 보조 바유에 대한 구절은 아래와 같다.

G.S 5-60 기에는 10가지가 있다. 프라나·아파나·사마나·우다나·비야나·나가·쿠르마·크리카라·데바닷타·다난자야 들이다.

G.S 5-61 언제나 프라나는 심장 속, 아파나는 회음, 사마나는 배꼽 주위, 우다나는 목구멍의 중앙에서 작용한다.

G.S 5-62 비야나는 몸 전체에 작용한다. 이상 5가지 기는 중요하다. 이 기들은 내부에서 나머지 5가지 기는 외부에서 흐른다.[9]

보조 바유

(1) 나가(Naga)

나가는 입에 위치하며 트림이나 딸꾹질을 일어나게 한다. 풍(風)이 주원소이고 녹색이며 가벼운 성질의 기이다.

(2) 꾸르마(Kurma)

꾸르마는 눈에 위치하며 눈의 깜빡임을 일어나게 한다. 화(火)가 주원소이고 오렌지색이며 신축하는 성질을 가지고 있다.

(3) 끄리까라(Krikara)

끄리까라는 목에 위치하며 수(水)가 주원소이다. 공복이나 갈증, 하품을 일어나게 하며 색은 백색이며 성질은 가볍다.

(4) 데바닷따(Devadatta)

데바닷따는 코에 위치하며 지(地)원소가 주원소이다. 재채기를 일어나게 하며 색은 황색이며 성질은 무겁다.

---

[9] 이태영 지음, 『요가: 하타요가에서 쿤달리니탄트라까지』, 여래, 2006, e북 p329.

(5) 다난자야(Dananjaya)

다난자야는 전신에 걸쳐 분포하고 인간의 사후나 생전에 육체를 강직하게 한다. 또 육체가 움직이는 데 도움을 주거나 영양분을 운송한다. 공(空)이 주원소이고 무색이며, 가벼운 성질을 가지고 있다.

(6) 게란다상히따의 구절

보조 바유에 대한 게란다상히따의 구절은 다음과 같다.

G.S 5-63 지금부터 나가 이하 5가지 기의 작용을 설명하겠다. 나가는 트림과 딸꾹질, 쿠르마는 눈의 깜박거림에 있다.

G.S 5-64 크리카라는 재채기, 데바닷타는 하품, 다난자야는 몸 전체에 존재하며 어떠한 경우라도 사후까지 몸을 떠나지 않는다.

G.S 5-65 나가는 의식, 쿠르마는 눈의 깜빡임, 크리카라는 기갈, 데바닷타는 하품, 다난자야는 소리를 낳으며 이 기는 잠시도 몸에서 떠나지 않는다.[10]

에너지층의 수련 쁘라나야마

(1) 쁘라나야마의 의미

쁘라나마야 꼬샤는 에너지층으로 이 층의 주요 수련법은 쁘

---

10) 이태영 지음, 『요가: 하타요가에서 쿤달리니탄트라까지』, 여래, 2006, e북 p329.

라나야마이다. 즉 '에너지의 조절 및 확장'이다. 쁘라나야마의 뜻이 직접적으로 호흡을 의미하지 않으나 해석할 때 호흡법이라고 아는 것은 쁘라나야마 수련을 할 때 늘숨과 날숨의 육체적인 호흡기전을 동원하기 때문이다. 쁘라나 체(體)는 에너지 층이어서 들숨과 날숨의 육체적인 행위와 직접 연관이 없는 듯하지만, 인간의 무형의 몸과 유형의 몸은 하나로 연결되어 있으므로 육체의 행위를 통해 무형의 에너지를 조절하기도 하고, 역으로 에너지의 조절을 통해 육체를 변화시키기도 한다. 좀 더 근원적인 것은 무형의 몸이지만 인간은 물질이라는 독특한 구조의 육체를 가지고 있어 그 안에 자신의 본 빛을 갈무리하였기에 자신의 근원을 찾아가려면 유형의 몸을 통해 이루어진다.

그 경로의 핵심 방법이 호흡을 통해 무형의 쁘라나를 조절하고 상승·확장하는 것이다. 부연 설명을 하면 물질도 본질은 에너지로서 일종의 응집된 에너지라고 할 수 있으며, 일반적으로 부르는 에너지나 기, 빛과는 차이가 있다. 쁘라나는 힘을 가지고 있다는 의미에서는 에너지로 부르며, 모든 공간과 사물에 내재하고 있음을 표현할 때는 기(氣)라고 한다. 밝음과 파장이 있음을 뜻할 때는 빛이라고 표현할 수 있다. 원래 기나 빛은 상위 차원의 기와 빛이 하위 차원의 기와 빛을 품게 된다. 그러나 물질은 빛이 압축되고 응집된 것이므로 반대로 하위 차원의 빛인 물질 안에 상위 차원의 빛을 내재시킬 수 있다. 그래서 영과

하타요가의 호흡

혼이 육신에 들어올 수 있고 신성이 물질인 육신 안에 머무를
수 있는 것이다.

(2) 쁘라나의 운용체계

지상[11]에서 이와 비슷한 경우를 든다면 발전소에서 에너지
를 담는 에너지 로(爐)를 들 수 있다. 예를 들면 원자로나 핵융
합로이다. 핵분열로 생성된 엄청난 에너지를 담기 위해 원자로
는 다양하고 견고한 구조를 가지고 발전된 에너지를 감당하고
인간이 사용 가능한 전기에너지로 전환한다. 핵분열 방식이 아
닌 수소의 핵융합 반응을 이용한 발전의 경우 더 큰 양의 에너
지가 생성되기에, 일반적인 물질로는 1억도에 달하는 온도를
견디는 그릇의 로를 만들 수 없다. 그래서 생성된 에너지를 반
물질의 플라즈마 형태로 만들어 자기장 안에 보관하는 로를 만
들었다. 즉 엄청난 온도의 에너지가 물질에 닿아 녹이지 않도
록 공중에 띄워놓은 것 같은 형태이다. 이렇게 본다면 융합된
에너지를 담는 그릇 같은 역할을 하는 것이 핵융합로이다.

호흡과 쁘라나 수련을 이야기하면서 과학 이야기를 하는 것
은 이와 유사한 체계가 인간의 육체에 있기 때문이다. 즉 육체
층 이상의 상위 차원의 빛이 어떻게 안정적으로 육신 안에 담
기는가를 비교하기 위해서이다. 핵융합된 에너지를 담기 위한

---

11) 여기서 지상의 의미는 땅 위의 공간을 의미하는 것이 아니라 근원의 세계인 하늘과 상대
    되는 개념으로 지상이란 표현을 사용하였다.

장치가 중요하듯이 인간에게는 엄청난 에너지인 '근본 자신의 빛, 아뜨만의 빛을 어떻게 담을 수 있는가'가 중요하다. 근원의 신성의 빛을 물질인 육체가 직십식으로 받아낼 수 없으므로 이를 담기 위한 시스템이 갖추어지게 되는데 이것 중 중요한 에너지 시스템이 앞에서 말한 짜끄라, 바유, 나디, 꾼달리니 체계이다. 핵융합로와 다시 비교하면 초고온 플라즈마를 담고 있는 중심 장치, 초전도 자석, 진공 용기가 있고 추가로 연료공급 장치, 증기발생기, 터빈발전기 등이 있듯이 인체 에너지 체계에서도 중심이 있고 증기발생기와 터빈발전기와 같은 역할을 하는 부분이 있다.

인체에서 중심인 로의 역할을 하는 것이 깐다이고 주변 장치의 역할을 하는 것이 짜끄라, 바유, 나디이다. 그렇다고 짜끄라, 바유, 나디가 중요하지 않다는 것이 아니다. 발전소에서 생성된 에너지를 저장하고 이동하여 일상에서 사용할 수 있는 형태로 전환해야 하듯이, 깐다의 에너지를 저장하고 이동하여 전환할 수 있는 시스템이 없다면 인체는 유지되지 않는다. 그래서 인체는 에너지 시스템을 통해 근원의 신성의 빛을 지상에서 사용할 수 있는 형태로 전환하고 역으로 수련을 통해 지상의 물질 차원의 빛을 다시 신성의 빛으로 상승시켜 자신의 근원을 찾아갈 수 있게 한다. 즉 자신의 신성을 회복한다. 이 빛의 상승·발전의 방법이 호흡법이며, 호흡을 통해 새로운 에너지를 만드는 곳이 깐다이다. 깐다 안에서 융합되는 두 개의 기운이 하와 타, 태양의 에너지와 달의 에너지이다.

하타요가의 호흡

그래서 쁘라나야마 수련의 가장 기초는 깐다 호흡이 된다. 이것을 토대로 에너지를 각성하고 조절하기 위한 요가의 다양한 쁘라나야마 수련이 형성된다.

(3) 다양한 쁘라나야마 수련

요가에는 다양한 목적의 쁘라나야마, 호흡법이 있다. 핵심이 되는 깐다 호흡부터 꾼달리니를 각성하기 위한 호흡법으로 바스뜨리까가 있으며 이는 풀무 호흡으로 양의 기운을 활성화한다. 에너지를 상승·확장하는 호흡법으로 우짜이 쁘라나야마가 있으며, 좌우의 이다 나디와 핑갈라 나디를 정화하는 호흡법으로 나디쇼다나 쁘라나야마가 있다. 또한 자신의 내면의 소리를 들을 수 있는 브라마리 쁘라나야마가 있으며 육신의 열을 가라앉히며 음기를 보강하는 싯탈리 쁘라나야마가 있다.

이러한 쁘라나야마는 인체의 다양한 측면을 활성화하고 보강하여 생명 활동을 원활히 작용하도록 하고 영적 에너지가 각성하도록 돕는다.

심층의 호흡

마음

빤짜 꼬샤에서 마노마야 꼬샤는 심층(心層), 마음의 층이다. 마음에서는 어떤 호흡기전이 일어날 수 있을까? 이 호흡은 육신의 호흡과 다르고 또한 에너지층에서 일어나는 호흡과도 다르다. 그런데 육체층의 호흡이 에너지층의 호흡과 연결되고 에너지층의 호흡은 육체층의 호흡을 기반으로 하듯이 심층의 호흡 역시 하위 차원인 에너지층의 호흡과 연결되어 있다. 이러한 측면을 강조할 때는 마음의 에너지라는 말을 사용한다. 마음의 에너지가 충분해야 심리적으로 안정되고 행복감을 느끼는 것도 이러한 원리 때문이다.

마음의 호흡은 가스교환의 육체적 호흡이나 에너지를 생산하고 운용하는 쁘라나 층의 호흡과 다르다. 사람들은 마음과 마음을 서로 교류하고 소통한다고 말한다. 또한 마음이 하나가 되었다고 하기도 하고 흩어졌다고 표현하기도 한다. 때로는 마음을 연다고 하고 닫는다고 한다. 이러한 말을 사용했을 때 어떤 느낌인지, 어떤 심리 상태인지 누구나 공감이 될 것이다. 이렇게 마음의 작용이 일어나는 과정도 호흡의 한 부분이라고 할 수 있다. 즉 심리 현상에 따라 일어나는 에너지의 수축과 확장이 앞의 호흡과 다른 차원의 호흡이며 숨이다.

개인 간의 심리 작용에도 그에 맞는 에너지의 교류와 흐름이 동반된다. 다른 예로, 생물 간의 호흡에서도 동물과 식물은 서로 숨을 교류한다. 동물은 산소를 마시고 이산화탄소를 내쉬고, 식물은 역으로 이산화탄소를 흡수하고 산소를 배출함으로써 서로 공생할 수 있다. 인간의 마음에서도 서로 공감과 소통을 할 때는 심층 차원의 에너지 교류가 일어난다. 이러한 에너지의 흐름과 운행을 일컬어 존재 간의 교류 호흡(숨)이라고 할 수 있다. 그래서 마음을 어떻게 쓰는가에 따라 존재들 간의 수평적 숨의 교류에 변화가 생기며 자신 안에서도 변화가 일어난다. 이에 따라 에너지층의 호흡과 육체층의 호흡도 영향을 받아 바뀐다.

마음의 호흡

마음을 사용하는 자체가 또 다른 차원의 호흡이라고 할 수 있다. 사람의 심리 상태는 호흡의 에너지와 빛을 바로 변화시킨다. 예를 들어 긴장하거나 심리적 방어기제를 일으키면 호흡이 얕아지고 불안정해진다. 또한 육신의 표면이 은근히 경직되는데, 이때 인체 표면의 에너지는 닫히는 모습을 띤다. 육신의 표면이 피부 호흡을 하듯이 이와 일관된 작용으로 피부 표면에서 에너지가 표출되기도 하고 교류되기도 한다. 이러한 에너지의 작용을 '인체 표면의 숨'이라고 할 수 있다. '숨'이라는 단어는 호흡에 담긴 혹은 호흡으로 발생하는 에너지를 표현할 때 사용한다. 긴장한 경우와 달리 마음을 열고 방어기제를 내려놓으면 육신의 표면의 근긴장이 풀릴 뿐만 아니라 닫혀있던 에너지의 막이 열리며 에너지의 교류도 활발해지고 내부의 에너지도 활성화된다. 이와 함께 육신의 순환계와 신경계도 긍정적으로 변한다.

이러한 일련의 과정은 모두 넓은 의미의 호흡에 속한다고 할 수 있다. 즉 호흡을 에너지의 생산과 운행이라 했을 때 물질적 차원의 에너지뿐만 아니라 심층의 에너지의 생산과 변화도 호흡의 작용이라고 할 수 있다. 쁘라나를 좁은 의미로 말할 때는 쁘라나마야 꼬샤의 에너지만 얘기하지만 넓은 의미로 말할 때는 우주의 근본적인 구성요소가 된다. 마찬가지로 '마음'을 말할 때 좁은 의미에서는 인간의 변화무쌍한 심리를 말하지만, 수련의 근원적 차원에서 마음을 말할 때는 진아의 마음을 말한다. 수련은 좁은 의미의 마음에서 넓은 의미의 마음으로 확장해가는 것이라고 할 수 있다.

그래서 마음의 호흡법은 마음을 사용하는 그 자체가 된다. 마음을 밝게 쓰고 열고 포용력을 높이는 것 등이 수련법이 된다.

하타요가의 호흡

이성층의 호흡

이성과 육신

비갸나마야 꼬샤는 이성층이라고 한다. 인간의 이성과 지성의 영역은 빤짜 꼬샤 중 지복층을 제외하고는 가장 상위에 해당하는 층이다. 즉 자신의 근원, 아뜨만의 빛이 육신에 임하여 여러 층으로 분화한 것 중 이성층은 가장 상위층의 빛이다.[12] 이성층의 빛과 에너지도 하위층의 빛과 연결된다. 이러한 구조가 생기는 것은 인간이 육신을 가지기 때문이다. 육신에 에너지가 공급되지 않으면 인간의 이성적 인식도 멈추게 된다. 물론 육신이 사라진다고 하여 근본 자신이 소멸하는 것은 아니지만, 현상세계에서 자신의 존재를 유지할 수 없게 된다. 따라서

---

12) 빤짜 꼬샤는 대개 아뜨만을 덮는 층으로 설명하는데 본서에서는 차원의 개념으로 주로 사용하였다. 이에 따라 하타요가의 수련에서 각 단계의 하와 타의 합일에 의해 에너지 레벨이 상승하는 만큼 아뜨만을 향해 가까이 가는 과정으로 본다. 인간의 관점에서 아뜨만은 자신의 내부에 있지만, 아뜨만의 입장에서 분신인 현상적 자신은 역으로 자신의 내부에 있으면서 영적, 신성적으로 성장하는 과정에 있다고 보기 때문에 아난다마야꼬사 외 나머지 층을 하위층으로 설명하였다.

현상세계의 자신을 유지하며 이성을 작용하려면 육신을 잘 보전하며 각 층의 에너지 교류와 연결이 필요하다. 그렇다면 이러한 교류를 위해서는 전체 층의 흐름을 이어주는 매개체가 필요한데 그것이 바로 호흡, 숨이다. 그래서 호흡은 차원성을 가지고 있으며 이를 통해 인간의 다양한 층을 하나로 이어줄 뿐 아니라 나아가 자신의 아뜨만과도 하나로 이어준다.

이성층의 에너지와 숨

마음과 같이 이성도 인간의 다양한 빛(층) 중 하나이기에 같은 원리로 호흡의 흐름을 가지게 된다. 즉 마음이 하위의 쁘라나층, 육체층의 빛과 서로 영향을 받으며 상호작용하듯이, 이성도 하위층의 마음, 쁘라나, 육신의 빛과 상호작용을 한다. 그리고 개별 존재가 마음을 서로 교류·공감·소통하듯이 이성 또한 교류·공감·소통이 일어나고 이와 함께 고유한 호흡을 하게 된다. 여기서 순서로 볼 때 교류·공감·소통이 먼저가 아니라 고유한 호흡을 하는 것이 우선이 된다. 자신의 호흡을 토대로 교류하는 호흡이 일어나는 것이다.

호흡에는 무형의 에너지가 담겨 있고 이 에너지가 발현될 때는 파장과 압을 통한 공간(에너지장)을 형성하게 된다. 그래서 각 층의 호흡은 공간성을 가지며 그 공간 자체가 숨을 쉬는 작용을 한다. 공간의 빛이 확장, 수축하며 숨을 쉬는 것이다. 인간의 의식작용도 빛의 확장과 수축을 하는데, 인체에서 이성의 에너지를 공급하는 곳은 아갸 짜끄라이고 이를 통해 형성된 에너지 장이 우다나 바유이다.

상위층인 이성이 하위층을 토대로 작용하는 것은 앞서 말한 바와 같이 육신을 구성하는 물질의 특성 때문이다. 물질은 빛이 압축되어 있어서 물질로 구성된 육신은 그릇과 같은 역할을 하게 되어 상위의 빛이 안에 담기게 된다. 그래서 인간의 이성적 사유는 하위층과 함께 작용한다. 그러나 이성의 빛이 육신을 떠나 영적인 상태나 근원의 빛으로 돌아간 경우에는 이러한 기반은 필요하지 않게 된다.

진아(아뜨만)의 빛이 분신인 지상 육신(아바타)에 임한 것은 영적, 신성적 진화를 위한 것이기에 육신의 한계 상황과 변화무쌍한 마음은 분신이 공부하게 되는 환경이자 동기라고 할 수 있다. 지상의 한계 상황은 고(苦)를 만들어 내기에 이 고를 뛰어넘는 과정에서 인간은 극한의 빛의 확장성을 발휘하며 영적 성장을 이루게 된다.[13]

이성의 빛은 생각과 가치관에 따라 빛의 밝기와 확장성이 달라진다. 그래서 바른 생각과 가치관, 나아가 깨달음을 가지는 것이 중요한데, 이러한 깨달음을 통해 우주와 자신이 하나라는 자각이 일어난다. 이를 통해 이루어지는 의식의 확장이 이성의 호흡이라고 할 수 있다. 그리고 의식의 확장은 갸나요가와 같은 지혜의 요가로 이어진다.

---

13) 고에 대한 관점은 어떤 세계관을 가지느냐에 따라 다르게 해석될 수 있다.

지복층의 호흡

진아(아뜨만)의 호흡

지복층은 아난다마야 꼬샤이다. '아난다(Ananda)'는 환희를 뜻하기에 환희층이라고도 한다. 아난다마야 꼬샤에 대한 개념에는 두 가지 견해가 있다. 환희가 아뜨만과 하나가 되었을 때 일어나는 궁극의 행복을 뜻할 때는 아난다마야 꼬샤는 아뜨만을 의미한다. 다른 견해는 아난다마야 꼬샤를 아뜨만을 감싸고 있는 또 하나의 덮개로 보는 견해이다.

상까라의 아드바이따 베단따에서는 '음식으로 이루어진 것'부터 '환희로 이루어진 것'까지 그 모두를 개별적 아뜨만으로 규정하면서 지고한 아뜨만을 알기 위한 지식의 수단으로 간주한다. 반면에 라마누자는 '환희로 이루어진 것'을 지고한 아뜨만으로 규정함으로써 앞의 4가지를 지고한 아뜨만인 신(神)의 육체로 간주한다. 이러한 점에서 현재 요가학의 빤짜 꼬샤 이론에서 종종 '환희로 이루

어진 덮개'를 삼매 상태나 아뜨만 상태로 여기는 것은 라마누자의
해석에 가깝다고 할 수 있다.[14]

여기서는 라마누자의 해석에 가깝게 빤짜 꼬샤를 설명하고
자 한다. 이러한 관점에서 볼 때 육체층의 호흡, 에너지층의 호
흡, 심층의 호흡, 이성층의 호흡은 모두 진아층의 호흡으로부
터 비롯되었다. 아뜨만이 현상세계의 분신에 임하는 과정에는
빛의 하향화 과정이 필요한데 이 과정에서 호흡의 다운 그레이
드, 하향이 생긴다. 이러한 과정은 근원의 세계에서 만물이 생
기는 이치와 일맥 하는 흐름이다. 즉 거시세계의 이치와 원리
가 개별 존재에게도 적용되는 것이다. 개별 존재가 수련한다는
것은 하향한 이치와 원리를 거슬러 올라가 자신의 근원으로 나
아간다는 것을 말하며 궁극적으로 합일하는 것을 의미한다. 이
는 개별 존재의 숨이 상향하여 진아(眞我)의 숨과 하나가 되었
다는 것을 말하는데 이렇게 함으로써 자신의 신성을 회복하게
된다.

요가는 합일이라는 의미가 있는데 가장 상위의 합일은 '진아
(眞我)와 개아(個我)의 합일'이라고 할 수 있다. 그런데 개별 존
재가 자신의 근원으로 가는 과정에서 한 번에 근본 자신과 결
합하지 못한다. 여러 과정의 합일을 통해 에너지, 빛을 상승·확

---

14) 박효엽, 『빤짜꼬샤 이론의 베단따 기원에 관하여』, 한국인도학회, 2015년, p220.

장하며 영적 성장과 신성적 성장을 이루며 근원의 합일로 향해 간다. 이러한 과정은 다른 표현으로는 자신 안에 있는 신인 자재신(비스와라, Isvara)을 찾아가는 과정이다. 요가의 수련은 자신 안으로 들어가며 자재신을 찾는 과정에서 자신 안에 머무르는 신뿐만 아니라 우주와 하나가 된다.

그렇다면 이 전체 과정에서 아뜨만의 숨은 어떤 숨일까?

아뜨만은 일원의 존재이다. 그런데 여기서 일원은 이원과는 다른 일원이 아니라 이원을 품고 있는 일원이라고 할 수 있다. 이러한 이치를 생각으로 인식하기는 어렵다. 마치 빛이 입자이면서 파동인 이치를 인간의 지식으로는 수용하기 어렵듯이 이원이면서 일원인 이치를 머리로 이해한다는 것은 한계가 있다. 그것은 체득의 영역이기 때문이다. 사과를 한 번도 먹어보지 않은 사람에게 "사과는 달고 새콤하다."라고 말한다고 해도 그 맛을 진정으로 알 수 없듯이 근원의 빛의 세계는 체험하지 않고서 온전히 인식한다는 것은 가능하지 않다.

아뜨만이 일원의 존재라는 것은 숨, 빛, 의식이 하나라는 것을 말하며, 이는 하나이면서 둘이고 셋이기도 하다는 것을 말한다. 나라는 존재가 집에서는 아빠가 되고 직장에서는 상사가 되고 요가를 할 때는 수행자가 되지만 이는 모두 하나인 것에 비유할 수 있다. 나라는 본질은 그대로인데 드러나는 모습과 묘용(妙用)은 다양하다. 아뜨만이 밝음과 진동으로 드러날 때는 빛이라고 할 수 있고, 공간적 수축과 확장을 가질 때는 숨이라고 할 수 있으며, 세계를 바라보고 인지하는 주체일 때는 의식이라고 할 수 있다. 그러나 본연의 존재는 하나이다. 이러한 아뜨만의 빛은 아바타로 현상세계에 현신할 때 먼저 아뜨만의 빛에서 한 빛이 분화된다. 이 빛이 육신에 들어올 때는 다시 분화되어 깐다와 짜끄라, 나디 등으로 들어간다. 그래서 근원인 아뜨만으로 회귀하고자 할 때는 역으로 인체의 무형적, 유형적 공간에 분화된 빛들을 하나로 결합하여 빛의 상승 즉 숨의 상승·확장을 하는 것이다. 그래서 아뜨만에게 있어 숨이란 아뜨만 자체라고 할 수 있다.

진아와 개아의 숨

모든 호흡은 진아의 호흡으로부터 비롯되었다고 했는데 아뜨만의 숨은 어떻게 현상세계의 개아에게 이어져 있을까?

진아와 개아[15]는 무형과 유형의 다양한 경로로 이어져 있기에 하나로 정리할 수 없지만, 그중 하나를 말하면 빛의 차원적 축으로 이어져 있다고 할 수 있다. 이 축은 연결선이라고 할 수 있고 통로라고 할 수도 있으며, 차원의 게이트라고도 할 수 있다. 그리고 이 축이 개아에게 이어지는 문이 있는데, 그곳이 정수리의 사하스라라 짜끄라이다. 그래서 사하스라라 짜끄라가 중요하며 이곳은 다른 짜끄라의 기능과는 다소 차이가 있다.

---

15) 여기서 진아는 아뜨만을 의미하고 개아는 아바타로 현상적 자신을 말한다.

주된 기능 자체가 문의 역할을 하는 것이다. 자신의 아뜨만의 빛을 받는 주 경로인 것이다. 개아는 사하스라라 짜끄라를 통해 아뜨만의 숨을 받아늘이고 자신의 숨을 올려보내는 호흡을 한다. 빛의 호흡을 하는 것이다. 지구가 태양의 빛으로 생명을 기르는 것과 마찬가지로 인간은 근원의 빛을 통해 생명과 영성, 신성을 기른다.

아뜨만과 아바타가 다차원을 아우르는 수직의 축으로 연결된 모습은 개아가 자신의 수련을 어떻게 하는 것이 좋은지를 암시한다. 거시차원과 미시차원이 하나로 이어져 있다고 할 때, 아뜨만의 숨이 아바타에게 내려오는 모습의 이치를 개아에게 적용하면 의식이 숨의 통로를 따라 깐다에 내려오는 모습과 비슷하다. 의식이 호흡통로에 실려 깐다에 이르러 상합할 때 의식의 빛은 비로소 깐다의 빛과 하나가 되며 기적 차원에서 합일을 이룬다. 기적 차원이라고 한 것은 더 상위차원의 온전한 합일이 있기 때문이다.

그렇기에 '호흡수련을 할 때 어떻게 하는가'는 나중에 아뜨만과 합일하는 흐름으로 발전하는 데 있어 매우 중요하기에, 한 과정 과정의 호흡수련이 소중하지 않은 것이 없다.

2장

호흡의 종류

육체층 호흡의 종류

산소의 공급에 따른 분류

(1) 내호흡과 외호흡

　인체가 생명 활동을 유지하기 위해서는 산소를 지속해서 공급받아야 한다. 그런데 인체에서 산소를 실질적으로 필요로 하는 곳은 어디일까? 그것은 세포이다. 산소의 실질적인 소비자는 세포이며 세포 안에서 에너지를 생산함으로써 생명 활동을 이어간다. 그러면 대기 중에 있는 산소가 어떻게 세포까지 도달할 수 있을까?

　이 경로에 따라 육체의 생리적인 호흡을 내호흡과 외호흡으로 나눌 수 있다.

　외호흡은 폐포와 모세혈관 사이에서 산소와 이산화탄소의 분압차에 의해 일어나는 기체교환으로 대기층으로 이산화탄소를 내보내고 산소를 들이쉬는 호흡을 말한다.

내호흡은 폐포에서 받아들인 산소를 세포 내 미토콘드리아도 운반한 나음 미토콘드리아에서 산소를 이용하여 에너지를 얻는 과정의 호흡이다.

이 과정에서 대기중의 공기가 폐로 들어오고 나갈 수 있는 것은 인체 공간의 압력 편차를 이용하기 때문이다. 복강과 흉강의 압력 차에 의해 대기의 공기가 폐로 들어오고 대기로 나가는 호흡이 이루어진다.

(2) 세포 호흡

내호흡인 세포 호흡은 세포 안에서 주로 산소를 이용하여 에너지를 생산하는 호흡을 말한다. 세포 안에서 산소를 이용하는 곳은 미토콘드리아다. 미토콘드리아는 세포의 발전소로서 인체의 생리적 에너지원인 아데노신삼인산(ATP)을 생산한다.

세포 호흡은 포도당을 피루브산으로 분해하는 해당 과정을 거쳐 이를 이용하는 크렙스 회로(구연산회로)와 전자전달계를 거쳐 ATP를 생산한다.

내호흡과 외호흡

하타요가의 호흡

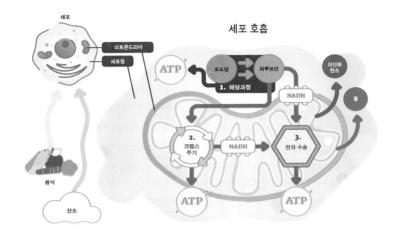

세포 호흡

인체 공간의 압력차에 의한 호흡의 종류

(1) 호흡의 종류

인체공간의 압력차를 조절하는 방식에 따라 호흡의 종류를 나누기도 한다. 이를 위해서는 먼저 흉강의 압력이 높아지거나 낮아지는 과정이 필요하다. 흉강의 압력이 높아지면 날숨이 일어나고 압력이 낮아지면 들숨이 일어난다.

이렇게 흉강 압력을 조절한 방식의 호흡은 세가지로 분류할 수 있다. 즉 흉강과 아래에 있는 복강의 조절방식에 따라 호흡의 종류가 나뉜다.

첫 번째는 횡격막을 아래로 낮추었다 위로 올렸다 하며 마치 주사기의 고무 패킹을 내렸다 올리는 것처럼 하는 호흡으로, 복식 호흡 혹은 횡격막 호흡이라고 한다.

두 번째는 배를 움직이지 않고 흉강 자체의 공간을 넓혔다 줄였다 하는 호흡으로, 흉식 호흡이라고 한다. 마치 풍선에 바람을 넣는 것과 같은 모습이라고 할 수 있다.

세 번째는 어깨를 위로 올렸다 내리는 호흡으로, 견식 호흡이라고 한다.

이러한 세 가지 호흡 패턴을 기본으로 하면서 더 세부적으로 나눌 수 있다. 요가에서는 위의 세 가지 호흡을 함께 실시하는 것을 요긱 쁘라나야마(Yogic Pranayama), '요가 수행자의 호흡'이라고 한다.

(2) 복식 호흡

복식 호흡이 이루어지는 구조는 아래 그림과 같다.

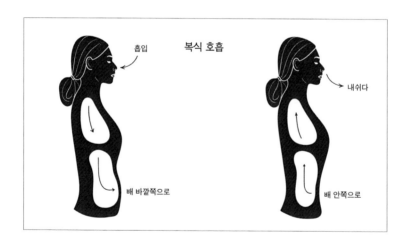

흡입

복식 호흡

내쉬다

배 바깥쪽으로

배 안쪽으로

돔(dome) 형태의 횡격막이 수축하여 아래로 내려가면 폐의

하타요가의 호흡

공간이 넓어지며 들숨이 일어난다. 반대로 다시 이완되어 위로 올라가면 폐의 공간이 좁아지며 날숨이 일어난다. 여기서 들숨이 일어날 때 횡격막을 통해 복강으로 내려온 압력을 어떤 형태로 받는가에 따라 복식 호흡의 방식이 달라진다.

이를 윗배 호흡, 아랫배 호흡, 수평원통형 호흡, 수직원통형 호흡으로 나눌 수 있다. 윗배 호흡은 깊은 호흡이 일어나기 전의 아랫배 호흡보다 얕은 호흡이다. 여기서는 수행적으로 보다 의미있는 아랫배 호흡을 위주로 설명하고자 한다. 안정된 복식 호흡이 이루어진다고 전제할 때 세 가지 호흡은 모두 아랫배 호흡에 속한다고 할 수 있는데 좀 더 세부적으로 나누면 세 가지로 분류할 수 있다. 이와 같은 호흡의 방법을 익히는 수련을 할 때는 안정된 범위에서 대체로 짧은 시간 실시한다.

① 아랫배 호흡

아랫배 호흡은 숨을 들이쉬고 내쉴 때 배꼽 아래 부위가 부풀고 수축하는 호흡이다. 즉 횡격막이 아래로 내려오면서 증가한 복압을 배 전면의 아래 부위가 받아내며 부푸는 호흡이다. 이 부위는 깐다(하단전)의 앞면에 해당하는 자리이며 그 아래쪽은 스와디스따나 짜끄라의 대응 부위인 끄셰뜨람이 있다. 이곳을 중심으로 배를 불리면 깐다에 의식이 잘 집중되며 호흡이 부드럽고 크게 일어나 심신을 이완하는 데 도움이 된다.

또한 아랫배가 자연스럽게 부르는 것은 깊은 호흡이 이루어지는 것이어서 인체에서 산소의 공급과 이산화탄소 배출의 가스교환이 원활하게 이루어지는 것을 의미한다.

처음에 호흡이 깊지 않은 사람은 복부를 거의 사용하지 못하고 가슴을 위주로 얕은 호흡을 하거나 가슴과 복부를 함께 사용하는 호흡을 한다. 복식 호흡을 수련하면 처음에는 아랫배까지 호흡이 깊이 내려가지 않고 윗배 위주로 부푼다. 이때 무리하게 호흡을 아래로 밀어 넣듯이 내리기보다 아랫배 호흡의 근육이 원활히 작용하고 의식이 안정되도록 기다리면 호흡은 서서히 깊어지게 된다. 호흡은 몸에 무의식적으로 배개 되는 가장 중요한 습관 중 하나이기에 무엇보다도 안정되고 편안함 속에서 숙달되는 것이 중요하다. 잘못된 수련습관으로 생긴 호흡수련의 부작용은 되돌리기가 쉽지 않기 때문에 처음부터 바른 호흡법으로 안전하게 수련하는 것이 중요하다. 그 첫 출발점이 아랫배 호흡을 자연스럽게 익히는 것이다.

아랫배 호흡수련의 첫 번째 방법은 누워서 수련하는 것이다.

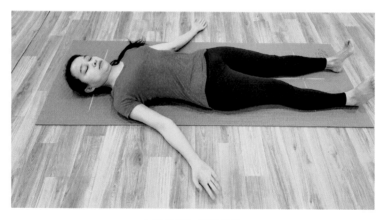

누워서 하는 호흡 자세

사바아사나를 취한 다음 의식을 아랫배에 두고 자연스럽게 움직이도록 하는데 이때 중요한 것은 힘으로 배를 불리려 하기보다 자연스럽게 부르게 하는 것이다. 즉 살아가는 동안 몸의 위쪽인 가슴 쪽으로 올라왔던 호흡이 자연스럽게 내려가려면 마치 갓난아기가 배우지 않아도 아랫배 호흡을 하는 것과 같이 서두르지 않고 기다리면서 서서히 이루어지게 하는 것이 좋다.

　아랫배 호흡의 두 번째 방법은 앉아서 수련하는 것이다. 자신이 수련하기 좋은 좌법을 취한 다음 양손을 아랫배에 삼각형으로 두고 배가 움직이도록 기다린다. 만약 손을 배에 대고 있을 때 팔에 힘이 들어가면 손을 다리 위로 올려 디야니 무드라를 취하고 호흡을 실시한다. 디야니 무드라는 아랫배 앞에 손의 결인을 두는 방법으로 아랫배를 불리기 좋고 또한 깐다 호흡을 하는 데도 도움이 된다.

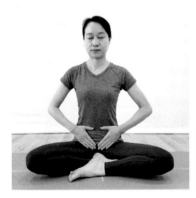

앉아서 하는 호흡 자세

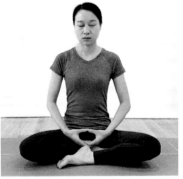

디야니 무드라로 앉은 자세

② 수평원통형 호흡

수평원통형 호흡은 아랫배 호흡의 하나로 배꼽 아래의 하부 복직근 위주로 배를 불리는 것이 아니라 복부를 복대처럼 감싸고 있는 복횡근을 위주로 배를 불리고 수축하는 호흡 방식이다.

이 호흡은 앞의 아랫배 호흡이 익숙해지고 난 뒤 호흡이 가늘고 길고 깊어질 때 일어나는 형태의 호흡이다. 호흡이 가늘고 길어졌다는 것은 들숨과 날숨의 시간이 늘어났다는 것이고 이는 호흡근육이 천천히 움직인다는 것을 의미한다. 이 과정이 원활히 이루어지려면 들숨 시 횡격막과 날숨 시 복횡근이 적절한 힘의 균형을 이루면서 서로 밀고 당기는 과정을 통해 호흡의 속도 조절이 이루어져야 한다. 마치 줄다리기를 할 때 양쪽의 힘의 편차가 크면 단번에 한쪽으로 움직이지만 서로 비슷하면 천천히 한쪽으로 움직이는 것과 같다. 그래서 서로 대립하

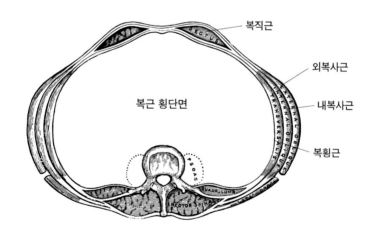

복직근

외복사근

내복사근

복횡근

복근 횡단면

는 호흡근육을 이와 같은 힘의 이치로 사용하도록 한다. 호흡이 길어질 때 대립하는 근육의 힘의 편차를 크게 하기보다 조금씩 편차를 두어 복부의 수축과 이완이 천천히 일어나게 한다. 이것이 익숙해지면 복부의 반다로 이어지게 된다. 수평원통형 호흡을 익힐 때는 양손을 옆구리에 대고 수축, 이완되는 것을 확인하는 자세로 수련한다.

　원통으로 배를 불린다는 것은 원의 중심이 있다는 것을 의미하는데 그 중심은 무엇이 되면 좋을까? 그것은 깐다가 되는 것이 좋다. 수평원통형 호흡은 깐다를 중심으로 물결이 동심원을 그리듯 퍼져 나가는 호흡을 하는 것이다. 이렇게 되면 깐다를 중심으로 원이 펼쳐졌다 수축하였다 하는 모습으로 복부가 움직이게 되는데 이러한 움직임은 깐다의 에너지의 확장과 수축으로 이어진다. 하여 근육 위주의 호흡이 아닌 에너지 위주의

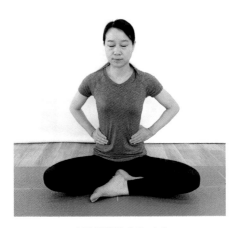

수평원통형 호흡 자세

호흡으로 전환된다. 이에 대한 추가적인 수련 방법은 깐다 호흡에서 설명하겠다.

③ 수직원통형 호흡

수평원통형 호흡이 익숙해지고 난 뒤 호흡이 좀 더 깊어지면 수직원통형 호흡으로 변화한다. 가늘고 길고 깊은 호흡이 더 깊어지거나 거의 멈춘 듯한 호흡으로 변화, 발전할 때 나타난다. 물론 이 과정이 기계적으로 이루어지는 것은 아니다. 수직원통형 호흡이 익숙해지더라도 수련을 할 때 이완 상태에서는 아랫배 호흡 위주로 되기도 하고 수평 원통형 호흡 위주로 일어나기도 한다. 수련 시 중요한 것은 무형적 에너지의 변화와 의식의 집중이 일체화되어 자신의 숨결을 따라가는 것이다. 따라간다고 하여 수동적으로 호흡하는 것이 아니라 무의식적 호흡과 의식적 호흡 흐름이 상합된 상태로 진행되는 것을 의미한다.

명상적으로 말하면 마음을 비우는 무심의 도리와 마음을 쓰는 유심의 도리가 하나가 되도록 터득해 가는 것을 의미한다. 그렇게 함으로써 기본에 충실한 호흡수련은 의식 조절과 에너지 확장, 육체의 사용이 조화를 이루며 명상이자 기공이면서 운동이 되는 것이다.

이 과정에서 가늘고 길고 깊은 호흡이 더 발전하면 공간성의 숨인 꿈바까로 나아가고, 이때 따라오는 것이 반다이다. 즉 잘란다라 반다(목 수축), 우디야나 반다(복부 수축), 물라다라 반다(회음 수축)를 함으로써 호흡이 느려지거나 꿈바까가 일어나게 된다. 이 과정에서 코어근육을 사용하기 때문에 운동이 될 수 있는 것이다. 수직원통형 호흡의 가치는 의식과 호흡이 깐다에 집중되며 깊은 숨에서 나아가 공간적 숨으로 바꿀 때 발휘된다. 이에 대해서는 꿈바까에서 다루고자 한다.

수직원통형 호흡은 수평원통형 호흡보다 복부의 수축이 더 많이 일어나는 호흡이다. 이렇게 되면 횡격막에서 내려온 압력을 복부가 적게 받아내기에 그 압력은 골반기저근이 있는 아래쪽으로 더 내려간다. 그래서 호흡이 수직 아래로 더 깊어지는 느낌이 오며 복부가 앞이나 수평원통으로 부르는 느낌보다 골반바닥 쪽으로 내려가는 느낌이 더 많아진다. 이에 따라 의식의 몰입 또한 더 깊어진다. 이때 의식이 집중되는 곳이 물라다라 짜끄라는 아니며 호흡의 수직성이 깊어지면서 깐다의 위치감이 내려간 것이다. 이렇게 됨으로써 복부와 몸통은 위아래로 길어지는 느낌이 든다.

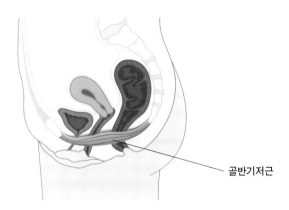

골반기저근

(3) 흉식 호흡

흉식 호흡은 가슴과 그 주변의 근육을 사용하여 흉곽을 확장
하고 수축하는 호흡이다. 대체로 나이가 들면 호흡의 깊이가
얕아지는 경향이 있고 생각이 많아지면서 의식이 위로 뜨게 된
다. 그래서 사람들은 얕은 흉식 호흡보다는 복식 호흡을 하려
고 노력한다. 그런데 요가수련에서 흉식 호흡을 적극적으로 하
는 경우가 있다. 그것이 우짜이 쁘라나야마와 요긱 쁘라나야마
이다. 이 호흡들은 에너지의 각성과 응집으로 일어나는 변화이
므로 일반적인 흉식 호흡과 다르다.

① 일반적인 흉식 호흡

일반적으로 흉식 호흡은 개선해야 할 호흡으로 본다. 어렸을
때의 깊었던 호흡이 나이가 들며 흉식 호흡으로 얕아지는 경향
이 있고 폐의 공간을 복식 호흡보다 적게 사용함으로써 산소공
급과 이산화탄소의 교환 비율도 떨어진다. 이와 더불어 호흡의
깊이가 얕아짐으로써 인체의 에너지 중심센터인 깐다(하단전)
까지 숨이 내려가지 않아 에너지의 충만함도 떨어지게 된다.
이러한 이유로 깊은 호흡인 복식 호흡을 권하며 이미 익숙해진
흉식 호흡을 복식 호흡으로 바꾸기 위한 트레이닝을 한다. 이
는 요가, 단전 호흡에서 수련의 기초가 되고 호흡 자체가 심부
근육을 움직이므로 코어운동의 한 방법이 된다.

그러면 일반적인 흉식 호흡의 기전은 어떻게 이루어질까?

흉식 호흡은 숨을 들이쉴 때 가슴 앞부분을 확장하는 경향이

하타요가의 호흡

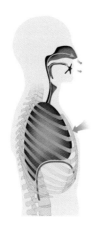
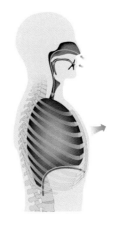

흉식 호흡

있다. 반면 뒤쪽 근육은 수축한다. 이때 사용하는 근육은 늑간근을 중심으로 흉근, 전거근, 능형근, 흉쇄유돌근 등이다. 그리고 얕은 흉식호흡은 가슴의 상부와 중부를 위주로 사용한다.

외늑간근   내늑간근

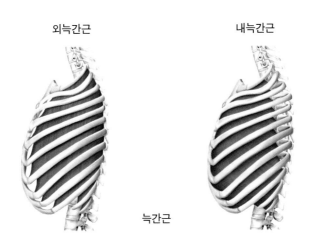

늑간근

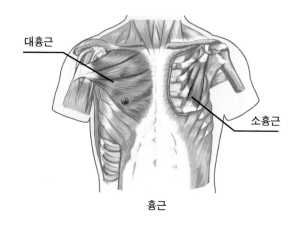

대흉근

소흉근

흉근

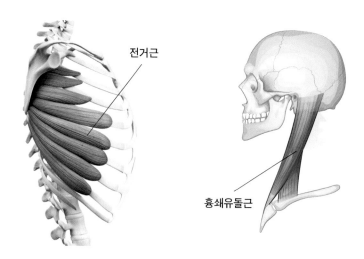

전거근

흉쇄유돌근

② 하부늑간 호흡

　하부늑간 호흡은 긍정적인 흉식 호흡이라고 할 수 있다. 이 호흡은 복부가 닫힌 형태의 횡격막 호흡이라고 할 수 있다. 하여 하부늑간 호흡이라기보다 횡격막 호흡이라고 해야 더 정확

하타요가의 호흡

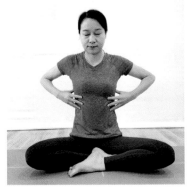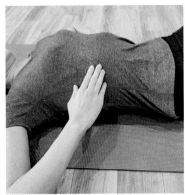

하부늑간 호흡 자세(앉아서 하기, 누워서 하기)

한 표현이지만 복부가 부푸는 일반적인 횡격막 호흡과 구분하기 위하여 하부늑간 호흡이라고 하였다. 이 호흡은 요가의 우짜이 쁘라나야마, 요긱 쁘라나야마에서 사용하며 필라테스 호흡에서도 사용한다. 앞서 들숨에서 횡격막이 아래로 하강하면서 발생한 압력을 복직근, 복횡근과 같은 복부근육이 받아내거나 혹은 골반기저근에서 받아낸다고 하였다. 그런데 우디야나 반다를 사용하여 복부 근육을 수축하거나 물라 반다를 사용하여 회음 수축을 하면 횡격막 하강의 압력을 받아내지 못하거나 적게 받아내게 된다.

예를 들어 아래로 내려오는 압력이 100이라고 할 때 일반적인 복식 호흡의 경우 100을 다 복부가 받아내었다면 복부와 회음 수축으로 20을 받아내게 되면 나머지 80의 압력은 아래로 내려오지 못한다. 이 압력을 하부늑골을 옆으로 확장하여 받아내는 방식이 하부늑간 호흡이다. 실제 움직이는 주근육은 일반적인 흉식 호흡과 달리 횡격막과 하부 늑간인데, 돔 모양의 횡격막의 중심부위가 아래로 내려가면서 작용하는 것이 아니라 중심은 움직이지 않고 주변의 갈비뼈 내측 둘레에 붙은 횡격막이 옆으로 벌어지면서 돔모양이 편평해지는 수축작용이다. 이때 갈비뼈 주변 부위가 횡격막의 중심보다 낮은 위치이므로 역으로 들려 올라가는 현상이 생기며 하부 늑간도 확장과 수축을 하게 된다. 이 과정에서 척추의 축성신장(axial elongation)이 이루어진다. 즉 척추와 몸통이 수직으로 뽑히듯이 길어지는 현상이 생기는 것이다. 축성신장은 요가와 필라테스 등에서 모두 중요하다. 굽은 등이나 허리를 펴는 교정 효과를 만들어 낼 수 있고 깐다의 각성한 에너지가 자연스럽게 올라갈 수 있게 한다.

(4) 견식 호흡

견식 호흡은 들숨과 날숨 시 어깨를 위아래로 움직이는 호흡이다. 이때 어깨를 들어 올리는 근육은 흉쇄유돌근, 사각근, 상승모근 등이 있다. 견식 호흡은 어깨를 끌어올리는 호흡이므로 흉곽의 공간을 흉식호흡보다 더 적게 사용한다. 대개 어깨 호흡만 하는 경우는 드물고, 흉식 호흡과 함께 복합적으로 일어난다.

예를 들어 달리기를 하여 숨이 찰 때 가슴의 움직임과 함께 어깨를 들썩이는데 이는 흉식 호흡과 견식 호흡을 함께 사용하여 일시적으로 산소량을 더 많이 섭취하려는 데서 비롯된 것이다. 다른 예를 들면 아파서 힘들 때나 통증을 참을 때 견식 호

하타요가의 호흡

흡을 한다. 이는 신체의 기능이 저하되고 통증으로 호흡의 안
정성이 떨어지면서 일어나는 현상이다. 이처럼 아픈 상태일 때
는 그대로 호흡하기보다 몸과 마음을 가다듬고 깊은 호흡을 하
면 신체의 에너지 공급과 산소공급이 개선되고 신경이 안정되
어 증상이 완화되기도 한다.

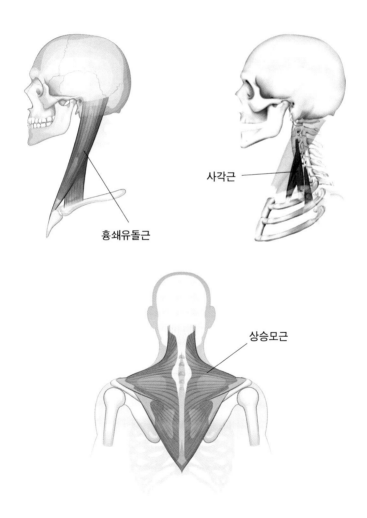

견식 호흡의 기전을 살펴보면 흉쇄유돌근, 사각근은 흉곽이 고정된 경우 근육이 수축하면 머리를 앞으로 숙이는 경추의 굴곡 동작을 만든다. 반대로 머리를 고정한 상태에서 수축하면 역으로 어깨가 위로 올라가는 현상이 생기며 견식 호흡의 들숨이 일어나게 한다. 이렇게 몸의 중심에서 먼 부위가 고정되며 중심부위가 움직이는 형태의 운동시스템을 닫힌 사슬 운동(Close Kinetic Chain: CKC)이라고 한다. 이는 앞에서 설명한 하부늑간 호흡의 메커니즘과도 비슷하다.

　　요가의 호흡수련 시 견식 호흡이 긍정적으로 일어나는 경우는 요긱 쁘라나야마를 할 때이다. 요긱 쁘라나야마는 깐다를 중심으로 에너지가 꽉 차서 척추의 축성신장과 함께 하부늑간 호흡이 일어나고 이후 흉곽 공간도 에너지가 꽉 차며 에너지가 더 확장되어 추가로 견식 호흡까지 함께 일어나는 호흡이다. 그래서 무형의 에너지가 급격히 상승, 확장할 때 이를 받아내기 위하여 인체에서 복식, 흉식, 견식이 모두 함께 일어나는 호흡이다. 요긱 쁘라나야마는 폐의 공간을 가장 크게 사용하기 때문에 완전 호흡이라고 부르기도 한다. 이때의 완전 호흡의 의미는 께발라 꿈바까의 완전 호흡과는 의미가 다르다. 요긱 쁘라나야마가 호흡 시 폐의 공간을 최대한 사용한다는 의미로 완전 호흡이라고 한다면, 후자는 꿈바까가 절로 일어나는 경지로 호흡수련의 경지가 완전하다는 의미를 담고 있다.

쁘라나야마의 종류

쁘라나야마는 에너지의 조절, 확장이다. 이를 수련하기 위한 다양한 호흡법이 있는데 하타요가쁘라디삐까에 기술된 호흡법을 중심으로 살펴보고자 한다.

우짜이 쁘라나야마(Ujjai Pranayama)

우짜이 쁘라나야마는 '승리자의 호흡'이라고 한다. 하타요가쁘라디삐까와 게란다상히따의 우짜이 쁘라나야마 구절은 아래와 같다.

H.P 2-51 입을 다물고 양쪽 콧구멍으로 천천히 목구멍에서 심장에 이르는 느낌으로 소리가 나도록 숨을 마신다.

H.P 2-52 그리고 지식을 한 후에 왼쪽 콧구멍으로만 토해낸다. 이 호흡은 목의 담을 없애고 소화의 불을 증강시킨다.

H.P 2-53 또한 기도와 체액의 모든 질환과 수종을 없앤다. 이 우짜이라고 불리는 호흡법은 움직이면서도 할 수 있으며 쉬거나 앉거나 할 때도 행할 수 있다.

G.S 5-66, 67 우쟈이 쿰바카의 수행은 모든 것을 이루어낸다. 담즙 분비 이상과 위하수, 소화기, 류머티스성 관절염, 감기, 열병이나 비장 확장 등의 불균형이 해소된다. 완전하게 우쟈이 쿰바카를 수행한 사람은 노화와 죽음을 물리친다.

게란다상히따에서는 쁘라나야마를 꿈바까로 기술하고 있다. 우짜이 쁘라나야마는 요가의 대표적인 쁘라나야마 중 하나이다. 하타요가쁘라디삐까의 우짜이 쁘라나야마와 현재 실시하는 우짜이 쁘라나야마와는 약간 차이가 있다. 이 호흡법의 주요한 특징을 살펴보면 목에서 기식음(氣息音)을 내고 흉곽을 움직이는 것이다. 기식음은 호흡통로가 좁아지고 압력이 높아지면서 나게 된다. 호흡의 압력을 높이는 방법에는 여러 가지가 있는데 우짜이 호흡에서는 성대격막을 좁혀서 실시한다. 이 과정에서 기식음이 나며 호흡은 가늘고 길어진다.

그러면 우짜이 쁘라나야마는 언제 필요할까? 요가의 호흡에서 에너지의 상태가 먼저 변화하고 육체적 움직임이 따라 일어난다면 어떤 에너지의 상태일 때 우짜이 쁘라나야마가 일어날까?

호흡의 압력이 높아지는 것은 호흡이 밀고 나가는 힘이 향상된다는 것인데, 이러한 육신의 흐름은 무형의 에너지의 흐름도 이와 같이 만든다. 예를 들어 쁘라나가 나디를 강하게 흐르거나 막힌 곳을 뚫을 때, 혹은 에너지 막의 장벽인 그란띠를 깨뜨리고 확장할 때 필요하다. 이와 같은 기세가 승리자의 기상과 같이 담대하고 충만하고 흔들림 없는 안정감을 형성하기에 '승리자의 호흡'인 우짜이 쁘라나야마라고 할 수 있다.

우짜이에서 흉곽을 움직이는 것은 앞서 언급한 바와 같이 일반적인 흉식 호흡과 다르다. 깐다를 중심으로 복부의 에너지가 꽉 찬 상태에서 일어나는 흉곽 호흡으로 복부가 잠긴 형태의 횡격막 호흡이라고 할 수 있다. 즉 깐다에서 올라오는 쁘라나를 늑간을 확장하며 흉곽이 받아내는 것이다. 이 과정에서 빤짜 바유 중 가슴의 쁘라나 바유가 활성화된다. 이와 같이 우짜이 쁘라나야마를 충실히 실시하기 위해서는 우디야나 반다(복부 수축)를 동반한 횡격막 호흡을 실시하는 데 이때 무엇보다 의식집중과 에너지의 조절이 중요하다.

쁘라나야마의 수련 과정에서 호흡법이 숙련되면 무형의 의식 집중과 에너지 조절이 먼저 실시되고 그에 따라서 유형의 근육이 움직이는 것이 더 근본적인 호흡수련 방법이라고 할 수 있다.

이를 위해서는 인체의 에너지 중심인 깐다의 에너지가 충실해짐에 따라 마치 풍선에 공기가 꽉 차서 팽팽해지는 것처럼 복부의 수축과 함께 기운이 상승하여 가슴이 부풀도록 호흡하는 것이 필요하다. 이 때 내가 가슴을 부풀린다는 느낌보다 에너지에 의해 가슴이 부푸는 느낌으로 수련하는 것이 좋다. 이러한 흐름이 더 발전할 때 에너지가 폐뿐만 아니라 전신을 채우고 이후 의식이 숨의 에너지와 합일할 때 호흡삼매로서 꿈바까가 일어나게 된다. 육신의 조절만으로 숨을 멈추는 차원이 아니라 의식이 숨의 에너지와 합일하는 삼매의 경지로 들어가는 것이다.

숨을 멈춘다는 것을 다르게 본다면 숨이 사라진다는 것을 의미한다. 이는 의식이 육신의 차원을 뛰어넘어 육신이 자각되지 않는 상태로 들어간다는 것을 뜻한다. 이것이 호흡삼매의 경지라고 할 수 있다. 그래서 요가 문헌에서는 호흡의 본질을 꿈바까라고 보았기에 쁘라나야마와 꿈바까를 동일하게 사용했다고 볼 수 있다.

결론적으로 우짜이 쁘라나야마는 깐다를 중심으로 에너지가 충실해지며 일어나는 호흡으로 쁘라나의 압을 높여 에너지를 상승·확장하며 영적 성장을 이루어 가는 호흡이다. 육체적으로는 반다를 동반한 흉곽 호흡수련을 하며 기식음을 낸다. 그러나 호흡수련은 때로는 호흡을 다 내려놓듯이 해야 할 때도 있기에, 고정된 수련의 틀을 내려놓고 임하는 것이 필요하다.

수련 방법

① 좌법을 취하고 양손은 찐 무드라를 취한다.

② 숨을 들이쉴 때 기식음을 내며 흉곽을 확장한다. 이때 복부는 조여진 상태를 유지한다.

③ 숨을 내쉴 때도 목에서 소리가 나도록 하며 흉곽을 수축한다.

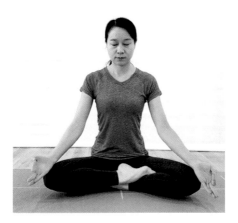

우짜이 쁘라나야마

수리야베다나 쁘라나야마(Surya Bhedana Pranayama)

H.P 2-48, 49 수행자는 편안한 자리에서 어느 한 좌법을 취하고 숨을 오른쪽 코로 천천히 들이쉬고 모발과 손톱, 발의 끝까지 기가 흘러가도록 숨을 멈췄다가 왼쪽 코로 천천히 내쉰다.

수리야는 '태양신', 베다나는 '관통하다'란 뜻으로 수리야베다나 쁘라나야마는 태양의 에너지가 인체를 관통하는 호흡이다. 인체에서 하와 타의 음양 에너지가 흐르거나 주관하는 곳은 여러 가지가 있다. 바유중에는 쁘라나와 아빠나가 있고 짜끄라중에는 사하스라라 짜끄라와 물라다라 짜끄라가 있으며 나디중에서는 뼹갈라 나디와 이다 나디가 있다. 수리야베다나 쁘라나

야마는 이 중 삥갈라의 에너
지를 활성화하고 잘 흐르게
하는 호흡수련이다. 삥갈라
나디는 인체의 오른쪽 콧구
멍을 통하여 오른쪽을 주관
하며 흐르고, 이다 나디는
왼쪽 콧구멍을 통하여 왼쪽
을 주관하며 흐르고 있다.
수리야베다나 쁘라나야마는

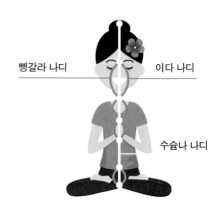

삥갈라 나디와 이다 나디

태양의 양기가 흐르는 오른쪽으로 숨을 들이쉬고 왼쪽으로 내
쉬는 것을 반복하는 호흡이다. 이렇게 하여 인체의 양의 에너
지 흐름을 활성화하는 쁘라나야마이다. 반대로 음의 에너지를
활성화하는 호흡법에는 짠드라베다나 쁘라나야마가 있다.

수련 시 한쪽 콧구멍을 막고
반대쪽 콧구멍을 열기 위해 손을
사용해야 하는데 이때 사용하는
손 무드라를 비슈누 무드라라고
한다.

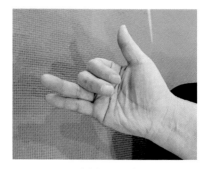

비슈누 무드라

수련 방법

① 좌법을 취하고 오른손으로 비슈누 무드라를 취한 다음,
오른쪽 콧구멍은 열고 오른손 약지로 왼쪽 콧구멍을 막아 오른
쪽으로 숨을 들이쉰다.

하타요가의 호흡

② 오른손 엄지로 오른쪽 콧구멍을 막고 왼쪽 콧구멍을 열어
숨을 내쉰다.

③ 다시 오른쪽 콧구멍을 열어 숨을 들이쉰 다음 왼쪽 콧구
멍을 열어 숨을 내쉰다.

④ 이를 반복한다.

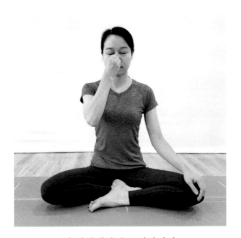

수리야베다나 쁘라나야마

나디쇼다나 쁘라나야마(Nadi Sodhana Pranayama)

H.P 2-7 수행자는 연화좌를 하고 왼쪽 코로 달의 차가운 기운을
들이쉬고 지식한 후에 태양의 기운이 통하는 오른쪽의 콧구멍으로
숨을 내쉰다.

H.P 2-8 그런 다음에는 오른쪽 콧구멍으로 숨을 들이쉬고 숨을
유지한 후 왼쪽의 콧구멍으로 다시 내쉰다.

H.P 2-9 그 후에는 숨을 토해낸 쪽의 콧구멍으로 다시 숨을 들이쉬고 최대한 오랫동안 멈춘다. 그런 다음 다른 쪽의 콧구멍으로 신신히 내뱉나. 설고 급하거나 서실게 해서는 안 된다.

H.P 2-10 기를 왼쪽 콧구멍으로 들이쉰 경우에 그것을 보류(保留)한 후 오른쪽 콧구멍으로 내쉬어야 한다. 또 기를 오른쪽 콧구멍으로 들이쉰 경우에도 숨을 유지한 후 왼쪽 콧구멍으로 토해내야 한다. 이와 같은 방법으로 좌우의 콧구멍을 통해서 조기의 수행을 계속한다면 요가 수행자의 기도는 3개월 이내에 깨끗이 정화될 것이다.

나디쇼다나에서 '나디'는 에너지가 흐르는 통로이며 '쇼다나'는 정화이다. 나디쇼다나 쁘라나야마는 에너지 통로를 정화하는 호흡법이다. 인체의 에너지 체계는 다양하게 구성되어 있다. 전기 발전에 비유하면 먼저 전기를 생산하는 발전소가 있고 필요한 곳에서 사용할 수 있도록 변환하는 변전소가 있으며, 전기를 보내는 선로와 중간 기점인 전봇대도 있다. 이처럼 인체도 쁘라나를 생산하는 발전소에 해당하는 깐다가 있고, 에너지가 흐르는 통로인 나디가 있으며 변전소와 중간 기점 역할을 하는 짜끄라도 있다. 이중 에너지가 흐르는 통로인 나디의 흐름이 안 좋으면 중간에서 에너지가 소실되거나 끊기거나 질이 떨어질 것이다. 마치 전기선의 저항이 강하면 전기에너지의 전달이 떨어지고 저항으로 인한 열이 발생하며 과부하가 걸릴 수 있는 것에 비유할 수 있다.

하타요가의 호흡

이러한 이유로 나디의 경로를 깨끗하게 정화하는 것이 중요하다. 인체의 오른쪽에는 태양의 에너지가 흐르는 삥갈라 나디가 있고 왼쪽에 달의 에너지가 흐르는 이다 나디가 있다. 이를 정화하는 방법으로 여러 가지가 있겠지만 그 중 대표적인 것이 나디쇼다나 쁘라나야마이다. 이는 '교호 호흡'이라고 할 수 있는데 비슈누 무드라로 한쪽 콧구멍을 열어 숨을 들이쉬고 난 다음 반대쪽으로 내쉬는 방식을 좌우 교대로 실시한다. 즉 왼쪽으로 숨을 들이쉬며 달의 에너지가 이다나디로 들어오게 하고 오른쪽을 열어 숨을 내쉰다. 이후 오른쪽으로 숨을 들이쉬며 삥갈라 나디로 태양의 에너지가 들어오게 하고 왼쪽으로 내쉬며 각 나디를 정화하는 것이다.

그러면 나디쇼다나 쁘라나야마는 어떻게 나디를 정화하는 것일까?

정화는 탁한 것을 없애는 개념으로 볼 수도 있지만, 나디 안의 에너지가 빛이란 점을 고려하면 어두운 빛을 밝은 빛으로 바꾸는 것으로 볼 수 있다. 나디 본래의 빛을 충실하게 하는 것이 어두운 빛을 정화하는 과정이 될 수 있다. 밝음으로 어두움을 몰아내는 것이다. 나디에는 태양의 에너지와 달의 에너지 같은 나디 본연의 빛이 있지만 살아가면서 지은 행위, 말, 생각 등의 까르마에 의해 형성된 각종 빛도 내재해 있다. 이 중 어두운 마음, 행위들이 만든 빛들도 나디에 내재해 있다. 그래서 이러한 빛들을 정리하는 수련이 필요하다.

나디쇼다나 쁘라나야마 외 인체의 나디와 쁘라나를 정화할 수 있는 다른 방법은 어떤 것이 있을까?

산섭석인 방법으로 식이를 조절하는 방법이 있다. 앞서 언급했듯이 육체층의 에너지는 쁘라나층의 에너지와 연결되어 있고 일부는 전환이 된다. 만약 탁한 음식을 먹으면 쁘라나층의 나디가 어두워지고 흐름과 속도도 나빠진다. 그래서 식이 관리는 수행자의 기본 바탕이 된다. 요가 수행자는 가능하면 인체의 에너지를 맑고 밝게 하는 사뜨바(sattva)적인 음식을 위주로 섭취하는 것이 좋다.

또 다른 방법은 깐다의 에너지로 나디를 충실하게 하여 정화하는 것이다. 나디쇼다나는 좌우 음과 양의 에너지를 적극적으로 활용하는 정화법이다. 반면 깐다를 통한 정화법은 음양의 에너지가 아닌 합일된 일원의 에너지를 이용한다. 더 상위의 에너지를 사용한다고 할 수 있다. 깐다에서 각성된 에너지가 깐다를 충실히 한 다음 각 나디와 짜끄라로 흘러 전신을 가득 채운다면 인체의 모든 빛이 밝고 맑아질 것이다. 그 과정 자체가 정화의 과정이기에 나디의 정화도 함께 이루어진다.

수련 방법

① 좌법을 취하고 비슈누 무드라를 이용하여 오른쪽 콧구멍을 막고 왼쪽 콧구멍을 열어 왼쪽으로 숨을 들이쉰다.

② 이후 왼쪽 콧구멍을 막고 숨을 보유한 다음 오른쪽 콧구멍을 열어 숨을 내쉰다. 이때 꿈바까 수련이 체득되지 않은 초

하타요가의 호흡

심자는 숨을 보유하지 않도록 한다.

③ 오른쪽 콧구멍으로 숨을 들이쉰 다음 막고 왼쪽 콧구멍을 열어 숨을 내쉰다.

④ 처음의 과정으로 돌아가서 다시 왼쪽부터 마시고 오른쪽 내쉬기를 실시하며 위의 과정을 반복한다.

다음 정화방법은 좀 더 수련이 깊어진 다음 사용할 수 있는 방법이다. 인체의 모든 나디가 소통되고 짜끄라가 열리는 수련 경지에 도달하여 대우주의 에너지와 소통할 수 있게 되면 한쪽 코로 호흡하지 않더라도 태양의 에너지와 달의 에너지를 심력으로 끌어올 수 있다. 그렇게 끌어온 에너지를 나디에 흐르게 하여 정화하는 것이다.

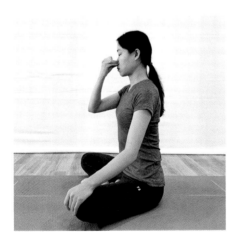

나디쇼다나 쁘라나야마

바스뜨리까 쁘라나야마(Bhastrika Pranayama)

H.P 2-61, 62, 63 숨을 내쉴 때는 공기가 급하게 나가는 소리를 내고 들이쉴 때는 가득 차는 느낌으로 목에서 머리와 심장부근까지 빠르게 마신다.

요가 수행자는 이와 같은 방법으로 숨을 내쉬고 마시기를 반복한다. 이는 마치 대장간에서 풀무질을 하는 것과 같다.

이렇게 해서 자기의 몸 안에 있는 기를 의식적으로 회전시켜야 한다. 반복된 호흡이 힘들 때는 왼쪽 코를 닫고 오른쪽 콧구멍으로만 숨을 마신다.

H.P 2-64, 66 그리고 복부에 기가 가득 차게 되면 빠르게 중지와 인지를 제외한 손가락으로 꽉 막아 지식한 후 왼쪽 콧구멍으로만 숨을 내쉬어야 한다.

이 바스뜨리카는 빠르게 쿤달리니를 각성시켜서 기도를 정화하고 몸을 상쾌하게 하는 좋은 영향을 가져온다. 또한 수슘나 나디의 입구를 막은 점액 등의 장애물을 제거한다.

G.S 5-70, 71 대장장이가 끊임없이 풀무질을 하듯 수행자는 쉼없이 양쪽 콧구멍으로 숨을 마시고 강하게 내쉬어야 한다.

이러한 방법으로 20회를 반복하고, 깊이 들여마셔 쿰바카를 한후 숨을 내쉬고 다시 같은 방법으로 반복한다.

바스뜨리까는 '풀무'라는 뜻이다. 풀무는 대장간에서 화덕의 불을 달구기 위해 뜨거운 공기를 불어 넣는 기구이다. 풀무의

뜻에서 나타나듯이 바스뜨리까는 인체 내부에 뜨거운 양(陽)의 기운을 일으키는 호흡이다. 이를 위해 호흡의 속도와 세기, 횟수를 평소보다 빠르고 강하게 많이 하는 것이다. 마치 대장간의 풀무질처럼 강하게 빠른 호흡을 반복적으로 실시하며 인체에 뜨거운 에너지를 공급하며 꾼달리니를 각성하는 호흡이다.

수련 방법

① 좌법을 실시한 다음 양손은 찐 무드라 혹은 갸나 무드라를 하여 양 무릎 위에 올린다.

② 숨을 들이쉴 때 배를 불리고 내쉴 때 배를 수축하며 숨을 강하게 들이쉬고 내쉰다.

③ 내쉰 만큼 숨을 들이쉬며 이를 반복한다.

브라마리 쁘라나야마(Bhramari Pranayama)

H.P 2-68 브라마리는 수벌의 날개에서 나는 소리와 같이 큰 소리로 빠르게 숨을 들이쉬고 암벌의 날개에서 나는 소리와 같이 작은 음이 나도록 숨을 천천히 내쉰다. 이러한 수련을 할 때 요가달인의 마음은 여러 종류의 황홀경에 든다.

G.S 5-73~75 수행자는 한밤중에 생명의 소리가 전혀 없는 곳에서 양손으로 두 귀를 막고 푸라까와 쿰바카를 수행한다.

그러면 내부에서 들려오는 피리, 천둥, 징, 말벌, 종, 나팔, 북, 여러 가지의 북소리를 듣게 된다.

*나다

H.P 3-64 쁘라나와 아파나, 나다와 빈두는 이 물라 반다의 수행을 통해 합일되어 요가의 완성을 가져온다. 이것에 관해서는 의심의 여지가 없다.

브라마리는 수벌이라는 뜻이다. 하타요가쁘라디삐까에서 브라마리 호흡수련을 할 때는 "음" 하고 벌이 날갯짓 하는 소리를 낸다. 반면 게란다상히따에서는 두 귀를 막고 직접 소리를 내기보다 들숨과 날숨을 하며 내부에서 나는 소리를 듣는다. 현재는 귀를 막고 "음" 소리를 내는 방법으로 수련하기도 한다.

수련의 방법은 다소 차이가 있지만 두 문헌 모두 내면의 소리인 나다를 듣는 수련이라고 할 수 있다.

그러면 '나다' 내면의 소리란 무엇일까?

하타요가쁘라디삐까 3장 64절의 구절처럼 나다와 빈두가 합일하여 요가의 완성 경지에 이를 때 나는 내면의 소리는 물리적인 소리를 의미하는 것은 아닐 것이다. 수련 시 "음" 소리를 내며 자신의 내면으로 들어가는 방법을 실시하나 그 소리의 울림이 본질적인 '나다'라고 하기는 어렵다. 호흡수련의 몰입과정에서 일어나는 무형의 파동, 소리를 나다라고 할 수 있다. 그러한 에너지의 변화에 의한 소리는 육신의 청각으로 들리지는 않지만 피리, 천둥, 북의 소리에 비교할 만큼 내부적으로는 큰 변화가 일어난다. 마치 마음의 열림, 깨달음, 확장이 일어날 때

하타요가의 호흡

엄청난 에너지의 변화가 일어나듯, 자신의 내부 에너지의 변화는 진동과 파장에 의해 소리와 같이 인지된다.

그러면 이러한 소리 중 좀 더 깊은 차원의 소리는 무엇일까?

그것은 자신의 근원에서 일어나는 소리다. 근본 자신이 에너지 혹은 빛이라고 할 때 그 빛은 고유의 파장과 진동을 가진다. 그 빛의 진동은 울림이자 무형의 소리라고 할 수 있다. 육체의 오감을 쁘라띠아하라를 통해 내부로 회수하여 에너지를 느끼는 기감으로 상승시키고 나아가 빛의 오감으로 발전하면, 자신 안과 대우주에서 일어나는 빛의 현상을 보고 듣고 느낄 수 있게 된다. 이때 듣게 되는 자신의 빛의 진동을 더 깊은 차원의 내면의 소리라고 할 수 있다. 수행력이 이 경지에 이르면 마치 자신이 말하는 것을 스스로 분명히 듣고 알 듯, 그 진동과 소리가 곧 자신의 빛의 울림임을 스스로 알게 된다. 이 빛의 소리는 지극한 고요와 충만함이며 무한한 우주의 소리다.

수련 방법

① 좌법을 실시하고 양손의 검지로 두 귀를 막고 숨을 내쉬며 '음' 소리를 낸다.

② 호흡을 가다듬고 내면에서 일어나는 진동과 소리를 듣는다.

③ 위의 과정을 반복한다.

싯탈리 쁘라나야마(Shitali Pranayama)

H.P 2-57 혀를 말아서 입술 밖으로 내밀고 공기를 빨아들이듯이
마신 후 지식한 후에 양쪽 코로 천천히 숨을 내신다.

싯탈리 쁘라나야마는 '냉각 호흡'이라고 한다. 몸을 식히는
호흡이며 음의 에너지를 활성화하는 호흡이다. 이 호흡은 혀를
대롱처럼 동그랗게 말아서 숨을 들이쉰다.

이 과정에서 어떻게 음의 에너지가 활성화될까?

인도와 동아시아의 인체관에서는 내부의 장부와 말단의 기
관이 기운으로 이어져 있다고 본다. 예를 들면 눈의 경우 간과
연관되어 있고 코는 폐, 귀는 신장, 입은 위장, 혀는 심장과 연
결되어 있다고 본다. 혀를 대롱처럼 말아서 공기를 빨아들이면
혀의 수분이 바람에 의해 기화되면서 그만큼의 열에너지가 빠
져나가며 식게 된다. 마치 몸이 비에 젖은 상태에서 바람을 맞
으면 체온이 더 떨어지는 것과 같은 현상이다. 이를 통해 혀의
온도가 상대적으로 떨어지면서 화(火)의 에너지를 주관하는 심
장의 에너지가 식는다.[16] 심장은 인체의 전체 열에너지를 조절
하고 품는 장부이기에 이런 효과는 인체의 양적인 에너지는 가
라앉히고 음적인 에너지를 활성화한다.

이 호흡은 인체에 불안정한 열이 있을 때, 혹은 갈증이 날 때

---

[16] 장기의 온도가 낮아진다는 의미보다 에너지가 음적으로 변화한다는 것을 의미한다.

실시하면 도움이 된다.

① 좌법을 취한 다음 혀를 동그랗게 말아 입 밖으로 내민다.

② 동그랗게 말은 혀 사이로 숨을 들이쉰다.

③ 입을 닫고 숨을 내쉰다.

④ 위의 과정을 반복한다.

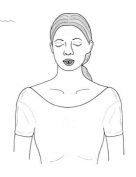

싯탈리 쁘라나야마

싯까리 쁘라나야마(Sitkali Pranayama)

H.P 2-54 싯카리는 입을 열고 맞댄 두 이빨 사이에 혀를 대고 시-하는 소리를 내면서 숨을 마신다. 숨을 내쉴 때는 오직 코로 토해야 한다. 이 수행으로 두 번째의 사랑의 신이 찾아온다.

싯까리 쁘라나야마는 '치찰음(齒擦音)의 호흡'이라고 할 수 있다. 싯탈리 호흡이 혀를 말아서 호흡의 통로를 좁혀 공기가 빠르게 통과하며 몸을 식히는 효과를 만들었다면, 싯까리 쁘라나야마는 이 사이로 공기가 빠르게 통과하여 구강 안의 온도를 떨어뜨리며 몸을 식히는 효과를 만든다. 호흡의 통로를 좁히는 다른 예로 우짜이 호흡에서는 성대격막을 조절하여 호흡 통

로의 굵기와 세기를 조절하였다. 이렇게 함으로써 에너지의 밀
도뿐만 아니라 의식의 밀도 즉 집중과 이완을 조절하는 효과를
만든다. 싯까리 쁘라나야마는 윗니와 아랫니의 간격을 통해 호
흡과 에너지를 조절한다.

수련 방법

① 좌법을 취한 다음 입술은 약간 벌리고 이를 마주 붙인다.

② 이 사이로 숨을 들이쉰다.

③ 입을 닫고 숨을 내쉰다.

④ 위의 과정을 반복한다.

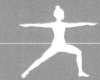

3장

호흡의 운용

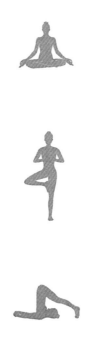

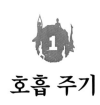

호흡 주기

뿌라까(Puraka)**와 레짜까**(Rechaka)

(1) 들숨과 날숨의 주기

Y.S 2-50 쁘라나야마는 들이쉬고 내쉬고 멈추는 것이고 공간과 시간의 수에 의하여 미세하게 조절할 수 있다.

호흡은 뿌라까와 레짜까, 들숨과 날숨의 주기를 가진다. 인체의 신진대사를 위해서는 무언가 들어오고 나가는 것이 있어야 한다. 생리적 호흡에서 언급하였듯이 몸에서는 산소가 들어오고 이산화탄소가 나가는 가스교환이 이루어진다. 이렇게 들어오고 나가는 음양의 순환 리듬이 생기는 것은 만물이 가진 공통의 속성이기도 하다. +와 -의 들고 남이 있고 고(高)와 저(低)의 리듬이 생긴다. 그래서 생물이건 무생물이건 만물은 자신 고유의 리듬, 진동을 갖게 된다. 이것을 에너지의 신진대사라는 관점에서 보면 만물의 숨이라고 할 수 있다.

인체 숨의 기본 주기는 들숨과 날숨이다. 들숨과 날숨은 가스교환 외에도 중요한 역할을 한다. 그것은 인체의 공간을 변화하고 유지하는 것이다. 앞서 들숨과 날숨이 이루어지는 것은 인체의 압력조절 때문이라고 했다. 이때 흉강과 복강의 압력 변화가 0에서 100 사이를 왔다 갔다 하는 것은 아니다. 각각의 공간을 유지하면서 호흡 교환이 이루어진다. 이렇게 함으로써 인체가 그 공간을 안정적으로 유지하는 힘을 가지게 한다. 인체의 각 공간은 밖과 안의 압력이 균형을 이루는 곳에서 막을 형성하며 자신의 공간을 유지한다. 그리고 근육의 작용을 통해 공간의 압력을 변화한다. 이 과정에서 호흡은 들숨과 날숨의 리듬을 전환하며 인체의 공간이 안정되도록 돕는 역할도 한다. 즉 기초적인 압력을 바탕으로 기본공간을 유지하며 적절한 편차를 이용하여 들고 남의 호흡을 하는 것이다. 이것이 육체적으로는 횡격막과 복횡근의 밀고 당기는 과정이다.

그래서 들숨과 날숨의 두 주기를 운용할 때 압력의 편차를 크게 하거나 빠르게 하여 숨을 쉴 수도 있고 혹은 편차를 적게 하거나 느리게 하여 숨을 쉴 수도 있다. 전자의 경우 복부의 수축과 확장의 폭이 커지며 시간당 호흡량도 많아진다. 반대로 후자와 같이 천천히 숨의 양을 적게 내쉬고 들이쉴 때는 수축과 확장의 폭이 적게 되며 시간당 호흡량도 줄어든다. 이렇게 호흡의 속도, 길이 등을 조절할 수 있다.

하타요가의 호흡

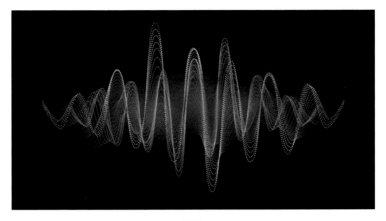

진동

(2) 자신의 들숨과 날숨 찾기

자신의 숨의 자연스러운 리듬을 찾는 것은 호흡수련의 시작이라고 할 수 있다. 호흡은 현재 심신의 상태에 따라 변화한다. 마음의 여유가 없거나 조급할 때는 호흡이 빨라진다. 생각이 많고 고민이 있을 때는 호흡이 얕고 은근히 힘이 들어간다. 지치거나 기력이 소모되었을 때는 호흡이 풀어진다. 기분이 좋고 충만할 때는 호흡에 활력과 확장성이 생긴다. 이처럼 호흡은 자신의 건강과 정신의 상태에 따라 변화하지만, 그 바탕에는 일정한 특성이 있다. 변화하는 가운데에서도 기본바탕이 있다. 개인의 이러한 특성은 발성할 때 목소리에서도 드러나고 움직일 때 숨을 쉬는 습관에서도 드러난다. 그 바탕을 이루는 호흡을 자신의 호흡이라고 할 수 있다. 물론 이 호흡도 자신의 수련의 발전에 따라 변화한다.

각 존재는 고유의 에너지, 빛을 가지고 있다. 그래서 유형의 호흡도 자신 고유의 무형의 에너지에서 비롯된다. 고유의 에너지를 가진다는 것은 고유의 진동과 파장을 가진다는 것을 의미한다. 이러한 파장에 따라 고유의 온도, 압력, 리듬이 생긴다. 고유한 진동과 파장이 온도로 드러난 경우를 살펴보면 인간은 약 36.5도의 일정한 체온을 가지는 것이다. 다른 동물의 경우 개는 37.5~39도 정도이다. 닭의 체온은 약 41도 정도이며 참새의 체온은 약 43도이다. 동물마다 각기 고유 체온이 다른 것은 고유의 에너지가 다르다는 것을 말한다. 여기서 주목할 점은 날아야 하는 조류일수록 체온이 높다는 점이다. 하늘을 나는 열기구를 띄울 때 기구 안의 온도를 올려야 하듯이 날아야 하는 조류는 체온이 상대적으로 높다. 반면 바다에서 사는 향유고래의 경우 체온이 33도로 낮다고 알려져 있다.

또한 고유의 에너지는 고유의 리듬을 가진다. 인체의 중요한 리듬과 횟수로 꼽히는 것은 심박수와 호흡수이다.

인간의 정상적인 심박수는 분당 60~70회이다. 토끼는 350회 정도이고 쥐의 경우 심박수는 400회 정도이다. 고래의 경우 심박수는 20회 정도이며 장수 동물로 알려진 거북이의 심박수는 10~20회 정도이다.

또 다른 중요한 리듬은 호흡수이다. 인간의 호흡수는 정상의 경우 분당 12~20회 정도이다. 개의 경우 대형견은 분당 15회,

소형견은 25회 정도이다. 고양이의 호흡수는 분당 20~30회 정도이다. 심박수와 마찬가지로 호흡수도 생명체마다 평균적으로 차이가 있다. 또한 인간도 개별적으로 12에서 20회 정도로 차이가 난다. 이러한 차이는 체질, 체력, 건강 상태, 심리상태 등 다양한 요인에 의해 나타난다고 할 수 있다. 이와 같이 다양한 요소가 종합된 심신의 상태와 에너지의 변화에 따라 호흡이 달라진다. 이렇게 개인마다 차이가 나는 호흡의 횟수, 세기, 진폭에 따라 현재 자신 고유의 호흡, 숨결을 가지게 된다.

호흡수련은 현재 자신의 상태에 맞춰 출발해야 한다. 그렇기 때문에 들숨을 몇 초, 날숨을 몇 초를 할 것인지, 들숨과 날숨의 비율은 몇 대 몇으로 할 것인지 등은 기본적인 기준은 있으나 사람마다 차이를 가진다.

그러면 어떻게 자신의 호흡 리듬을 찾고 그 리듬을 타고 들어갈 것인가?

타고 들어간다는 의미는 의식이 호흡의 리듬을 타고 몰입이 잘 되는 흐름을 표현한 것이다. 즉 호흡수련이 잘 되는 것을 의미한다. 바다에서 서퍼가 파도를 탈 때 파도의 고저 리듬을 함께 하면 힘이 적게 들며 속도도 잘 나게 될 것이다. 호흡수련을 할 때 자신의 호흡 속도와 고저를 함께 잘 타며 근육의 움직임을 그것에 맞게 할 때 힘을 적게 사용하고 의식도 몰입이 잘 될 것이다. 적은 힘을 사용하는 것은 심신의 긴장을 줄이고 육체적으로 불필요한 에너지 소모를 줄어들게 한다. 이렇게 할 때 심신이 깊은 이완으로 들어갈 수 있는 조건이 된다.

자신의 호흡 리듬 찾기

자신의 호흡 리듬 찾기는 아래와 같은 순서로 실시한다.

① 심신 이완

② 절로 일어나는 호흡

③ 호흡의 리듬 타기

(1) 심신 이완

사바아사나로 누워 모든 것을 내려놓고 편안하게 이완한다. 이때 근육의 긴장이 있으면 이완되지 않고 잠재된 긴장이 드러나거나 표면으로 올라올 수 있다. 평소에 생각이 많은 사람은 일하거나, 책이나 영상물을 볼 때는 그것이 잘 드러나지 않다가 조용히 혼자 있거나 명상을 하거나 잠을 자려고 하면 오히려 생각이 많이 일어나며 의식이 가라앉지 않는 것을 경험할 수 있다. 이처럼 몸의 긴장 상태는 평소 무언가 하거나 집중할 때는 인지하지 못 하다가 막상 힘을 빼고 쉬려고 하면 드러나는 것을 느끼게 된다. 이런 경우에는 빨리 힘을 빼려 하며 그 상태에서 벗어나려고 의도적인 노력을 하기보다 그것을 인정하고 긴장이 올라오는 데로 표출하고 발산하면 서서히 줄어들거나 없어지게 된다. 드러나야 할 것은 드러날 만큼 드러나고 나면 사라진다. 이것이 가능한 것은 수련을 통해 은연중 내면에서 밝은 에너지가 일어나 정화하고 안정시키기 때문이다. 증상을 없애려고 하는 것은 누르거나 억제하는 경향이 있기 때문에 잠재해 있다가 다시 올라오는 경우가 생길 수 있다.

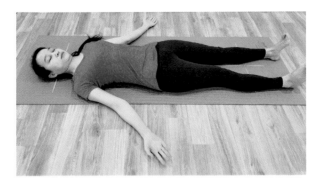

사바아사나

(2) 절로 일어나는 호흡

호흡수련을 시작하면 수련자는 부지불식간에 잘하려고 한다. 그러한 마음을 완전히 없애기는 어렵지만, 어느 정도는 내려놓을 필요가 있다. 잘 하려고 하는 마음은 수련 시 호흡을 조절하려는 경향을 은근히 형성한다. 조절하고자 하는 마음, 잘하려고 하는 마음을 얼마나 내려놓는가가 자신의 호흡을 찾는데 가장 중요한 부분이다. 이러한 경향 중 대표적인 것으로는 호흡을 길게 하려는 것이다. 대부분 호흡이 길면 좋다는 선입견을 갖고 있다. 물론 호흡이 길면 좋은 점이 많지만, 전제조건이 있다. 편안한 가운데 호흡이 긴 것이 중요하다. 어떤 면에서는 편안하게 호흡의 길이를 늘리기 위해서 자신의 호흡 찾기를 한다고 해도 과언이 아니다. 호흡을 길게 하려다가 몸에 힘이 들어가며 긴장하거나 가슴에 기운이 맺히면 의식이 차분히 몰입되지 않는다.

호흡을 잘 하려는 다른 예로, 그림을 그리듯이 호흡의 들과 날을 이미지화하며 호흡을 하는 경우이다. 이렇게 하면 의식을 의도적으로 파아서 사용할 개연성이 높아져 심신의 이완이 잘 되지 않거나 자신의 호흡을 자연스럽게 찾기가 어렵고 무엇보 다 호흡명상으로 무심의 경지에 들기 어려울 수 있다.

그래서 기다리듯이 수련하는 것이 좋다. 초심자가 마음을 비 우는 것과 쓰는 것의 조화를 이루며 수련하기는 어렵다. 이때 는 자연스럽게 호흡이 일어나고 깊어질 것이라는 마음으로 기 다리며 수련한다.

즉 수련의 초기에는 거의 무의식적으로 수련하다가 점점 숙 련되면 자연스럽게 조금씩 변화해가는 것이 좋다.

(3) 호흡의 리듬 타기

자신의 호흡 리듬을 찾고 자연스럽고 편안한 호흡이 익숙해 지면 서서히 조절력을 향상한다. 거의 무의식적으로 하던 호흡 에 의식적인 수련의 비중을 조금씩 높이는 것이다. 무의식적인 수련 70~80%, 의식적인 수련 20~30% 정도의 비중으로 실시 한다. 예를 들어 에너지의 확장을 위해 호흡의 세기와 고저의 폭을 늘리고자 한다면 호흡의 움직임의 폭을 좀 더 키워야 할 것이다. 이때 자신의 숨결을 따라 호흡하지 못하는 사람은 힘 을 주어서 하는 경향이 생긴다. 이렇게 호흡하면 호흡에 불필 요한 압이 생길 수 있고 또 호흡을 아래로 내리려고 하다 보면 반대로 역압(逆壓)이 생겨 위로 받치거나 막히는 듯한 현상이 생기기도 한다. 이럴 때 명치가 답답하다거나 소화가 잘 안 되는 현상이 나타날 수 있다.

하여 자신의 호흡 리듬에서 서퍼가 파도를 타듯이, 약간의 힘을 사용하여 오를 때 배를 불리고 내릴 때 조금만 더 수축한다. 즉 조금 더 들이쉬고 조금 더 내쉰다. 이러한 흐름이 형성되면 호흡은 길게 하는 느낌이 아니라 절로 길어지는 느낌이 들게 된다. 이후 호흡이 가늘고 길고 깊어진 다음 여기서 더 발전하면 멈춘 듯한 호흡에서 꿈바까가 일어난다.

꿈바까
(Kumbhaka)

호흡의 주기와 꿈바까

꿈바까는 '단지, 항아리'란 뜻으로 지식(止息) 호흡으로 알려져 있다. 호흡 주기로 볼 때 꿈바까는 두 가지로 형성된다. 들숨과 날숨 후에 각기 멈출 수 있는 시간이 생긴다. 들숨 후 멈추는 꿈바까를 내적지식이라고 하여 안따라 꿈바까(Antara Kumbhaka)라고 하며 날숨 후에 멈추는 숨을 외적 지식이라고 하여 바흐야 꿈바까(Bahya Kumbhaka)라고 한다.

이렇게 보면 호흡의 주기는 네 개가 된다.
뿌라까, 안따라 꿈바까, 레짜까, 바흐야 꿈바까.
들숨, 내적 지식, 날숨, 외적 지식이다.
꿈바까 수련은 들숨과 날숨인 뿌라까와 레짜까를 충분히 익힌 다음 실시한다. 사람은 일상에서 특별한 경우가 아니면 숨을 멈추고 있지 않는다. 이 말은 꿈바까는 일상적으로 일어나는 호흡이 아니라는 것이다. 다르게 보면 자연스럽지 않은 호흡이다. 그렇다고 자연스럽지 않은 호흡을 수련한다기보다는 일상적이지 않은 호흡을 수련을 통하여 자연스러워지도록 터득한다고 볼 수 있다.

꿈바까와 호흡삼매

H.P 2-71 조기법에는 마시는 숨 푸라카, 토하는 숨인 레차카, 멈추는 숨 쿰바카 세종류로 나뉘고 그중 쿰바카는 다시 사히타 쿰바카와 케발라 쿰바카의 두 종류가 있다.

H.P 2-72 케발라에 성공할 때까지는 사히타 쿰바카를 계속해야 한다. 사히타 쿰바카는 육체에 기를 보유할 수 있도록 마시고 내쉬는 숨이 자유로워진 때이다.

H.P 2-73 마시고 내쉬는 숨이 자유로운 상태의 지식을 이루는 케발라 쿰바카야말로 진정한 조기라 부를 것이다.

H.P 2-74 케발라 쿰바카로 자유로이 기의 조절이 가능한 수행자가 삼계에서 얻지 못하는 것은 없다.

H.P 2-75 쿰바카에 의하여 쿤달리니가 각성되고 이에 따라서 중앙의 기도에 장애들이 사라지면 하타요가의 단계에 도달한다. 그것은 의심의 여지가 없다.

(1) 사히따 꿈바까와 께발라 꿈바까

꿈바까는 요가 문헌에 기술된 바와 같이 사히따 꿈바까(Sahita Kumbhaka)와 께발라 꿈바까(Kevala Kumbhaka)로 나눌 수 있다. 이는 들숨과 날숨을 동반하는 꿈바까인지, 들숨과 날숨이 없는 순수 꿈바까인지에 따라 분류한 것이다. 다르게 보면 의식적인 꿈바까인지, 무의식적인 꿈바까인지로 볼 수 있다. 이것의 의미는 '의식이 육신적 차원에 머물며 육신의 들숨과 날숨을 인지하며 호흡을 하는 것인지, 육신의 차원을 초월하여 숨의 에너지와 합일하여 호흡을 하는 것인지'의 차이라고 볼 수 있다.

육신의 들숨과 날숨이 인지되지 않는 혹은 초월한 무의식적인 꿈바까를 진정한 호흡이라고 한 것은 이것이 호흡수련이 추구하는 경지이기 때문이다. 께발라 꿈바까를 완전호흡이라고 칭하는 것은 이를 통해 호흡삼매에 도달하기 때문이다.

그러면 무의식적인 멈춤은 무엇을 말하는 것일까? 단지 육체적 호흡의 멈춤을 말하는 것일까? 아니면 특정한 의식의 몰입 상태를 말하는 것일까? 혹은 고차원적인 영적 상태에 도달한 것일까?

하타요가의 수련이 육체적인 행법을 통해 에너지를 조절하며 명상으로 발전해 간다고 할 때, 께발라 꿈바까는 육체층, 생기층, 의식층의 변화가 개별적이고 독립적으로 진행되는 것이 아니라 일관된 흐름 속에 진행된다고 할 수 있다. 육체적인 호흡의 멈춤이란 그 결과로서 나타나는 것이라고 할 수 있다. 의식의 특정한 몰입상태가 그에 맞는 에너지를 유도하고 그 에너지가 육신의 호흡을 지식으로 이끈다고 한다면, 이 과정은 육체를 조절하여 호흡을 멈춘다기보다 무형의 몰입 상태가 육체에 반영되어 나타난 호흡이라고 볼 수 있다. 처음부터 이러한 호흡이 이루어지지는 않는다. 시작은 육체적 호흡수련으로 시작하여 많은 수련의 노력을 통해 서서히 이루어진다.

여기에 이르는 호흡수련 과정에 대해서는 호흡의 종류, 호흡의 길이 등에서 어느 정도 설명하였다. 이완의 호흡으로 시작하여 가늘고 길고 깊은 호흡으로 나아가고, 이후 멈춘 듯한 호흡에서 꿈바까로 발전한다고 하였다. 물론 꼭 단계적으로 나아가는 것은 아니다. 이미 호흡수련이 숙련된 상태에서는 수련 시 얼마 지나지 않아 꿈바까로 들어갈 수도 있다.

(2) 숨의 공간성, 꿈바까

꿈바까의 어원이 '단지'라고 할 때 단지와 멈춤은 어떤 연관성이 있을까?

꿈바까는 시간적으로 보면 멈춤이라고 볼 수 있지만, 공간적으로 보면 숨을 보유한 상태라고 할 수 있다. 특히 안따라 꿈바까, 내적 지식이 그러한데, 수련이 더 진전되어 들숨과 날숨이 에너지적으로 사라지는 경계에 이르면 안따라 꿈바까와 바흐야 꿈바까의 에너지가 하나가 되어 구분의 의미는 없다.

만물은 시간과 공간 속에 존재하는데 둘은 하나라고 할 수 있다. 그래서 시공이라고 표현하기도 한다. 공간의 흐름이 시

간이기도 하다. 꿈바까는 시간 진행의 연속성에서 보면 멈추거
나 혹은 멈춘 듯한 상태이지만 공간적으로 보면 숨을 단지처럼
보유하고 있다. 그런데 이 보유는 공기를 보유한다는 의미에서
나아가, 숨의 에너지를 보유한다는 의미가 더 본질적이다. 즉
호흡이 형성하는 에너지 장(場)이 호흡수련 과정에서 이루어지
며 수행자가 이에 몰입할 때 꿈바까를 체험하게 된다.

이 숨이 깐다를 중심으로 아랫배에 형성되어 자신의 의식이
위에서 내려 보듯이 몰입될 때는 아랫배에 단지가 있는 듯이
숨의 공간이 형성된다. 이것이 더 깊어지면 아랫배 전체에 공
간이 있는 것처럼 느껴지다가, 나중에는 작지만 마치 우주 공
간처럼 느껴지기도 한다. 이는 의식이 숨을 타고 내려가 얼마
나 깐다와 상합하는가에 따라 달라진다.

(3) 호흡삼매

Y.S 1-34 숨을 내보내는 것과 숨을 멈추어 두는 법을 통해서도
마음을 고요하고 맑게 할 수 있다.

Y.S 1-35 여러 가지 대상에 대하여 특수한 감각이 생기는 것도
마음을 고요하게 안정시킨다.

Y.S 1-36 또는 근심과 괴로움을 떠나 내면의 빛을 경험할 때 마
음의 안정을 얻을 수 있다.

의식이 숨을 타고 깐다로 내려가 더 깊이 몰입하게 되면 깐

다를 통한 호흡삼매에 들게 된다. 의식과 숨과 깐다가 합일된 빛의 형국에 따라 삼매는 세 가지로 분류할 수 있다.

첫째는 의식이 깐다에서 형성된 일원의 숨의 공간, 에너지장을 위에서 바라보듯이 몰입하며 삼매에 들면 현상적 자신이 사라지고 깐다만이 존재하게 된다. 이러한 삼매를 표현할 때 '의식 자체가 없어진 것 같이 되며 객체만이 홀로 빛난다'라고 할 수 있다. 이때 의식은 육신에 제한된 상태를 뛰어넘어 순수하게 바라보는 자로 존재하고 대상만이 홀로 빛나기에, 이는 마치 뿌루사가 쁘라끄리띠에서 일어나는 현상을 바라보듯이 되는 이원적인 삼매라고 할 수 있다. 즉 명상하는 현상적인 나, 육신의 나는 사라지고 깐다만이 존재하며 나는 바라보는 순수한 의식으로 존재하는 것이다.

두 번째는 명상의 대상과 명상하는 자신이 하나가 되는 것이다. 내가 깐다가 되는 것이다. 나의 의식과 깐다가 숨을 통해 온전하게 합일하면 자신이 빛의 구체가 되며 깐다로서 존재하게 된다. 합일의 정도와 형국에 따라 깐다를 바라보듯이 있기도 하지만 깊은 합일을 이루면 깐다 그 자체가 된다고 할 수 있다. 이것은 두 빛이 하나가 된 일원의 삼매라고 할 수 있다.

세 번째는 명상의 대상이 사라지고 명상의 주체도 사라지며 본질만이 존재하는 삼매이다. 깐다도 사라지고 나도 사라지고 무한한 우주가 끝없이 펼쳐지는 상태이다. 첫 번째 삼매를 유형적 대상을 관조하는 삼매라고 한다면 두 번째 삼매는 합일의 삼매라고 할 수 있다. 세 번째는 무형적 삼매라고 할 수 있다.

여기서 그치는 것이 아니라 더 나아가면 이러한 세 가지 삼매가 각기 다른 것이 아니라 하나임을 체득하게 된다. 여기에 이드넌 사신은 유형이면서 곧 무형이며, 유무가 둘이 아님을 깨우친 것이라고 할 수 있다. 이것이 더 근본적인 일원에 대한 깨달음이라고 하겠다.

호흡수련

호흡수련의 시작

　요가는 실천철학이라고 한다. 이는 이성적 사유로 세상과 대우주, 자신을 이해하며 세계관을 정립하는 것에 머무르는 것이 아니라 그러한 세계에 실질적으로 도달하기 위해 수련을 실천하기 때문이다. 그래서 요가의 정체성은 자신의 완성(합일)을 추구하는 수행법이라고 할 수 있다. 이러한 기준과 원칙으로 호흡수련을 한다면 일반적인 운동이나 심신수양법과는 차이가 있을 것이다. 앞서 인체를 다섯 가지 층으로 분류하여 각 층의 특성과 호흡을 말하며 현상적 자신과 근원적 자신 간의 차원을 이으려 한 것도 요가가 자신의 완성을 추구하는 수행법이기 때문이다.

　이러한 목적에 맞게 수련하기 위해서는 가장 기본이자 중심이 되는 수련이 있어야 한다. 요가의 역사는 인류의 문명 발달과 함께했다고 할 만큼 오래되었고 그만큼 수행의 방법도 많고 같은 유파 안에서도 세부적인 수행법이 나뉠 정도로 다양하게 변화해왔다. 만약 수행자가 다양성 위주로 공부를 하다 보면 의식의 수평적인 확장은 많이 되는데 반해, 더 본질적이고 수직적인 영적, 신성적 상승은 약화될 수 있다. 예를 들면 요가의 아사나 수련만 하더라도 다양하다. 차분한 명상 위주의 아사나, 동작의 연결과 흐름 위주의 아사나, 또는 파워 위주의 아사나 등을 다양하게 수련하는 것도 좋은 공부이다. 이를 통해 아사나의 다양성과 근 기능의 균형 발달, 에너지의 변화 등을 체험하며 수평적 확장이 이루어질 것이다. 그러나 여기에 머무르면 쁘라나와 아빠나의 합일, 깐다의 각성, 에너지의 상승을 통한 수직적인 영적, 신성적 확장은 제한적으로 이루어질 것이다.

그래서 보다 요가의 근본적인 목적에 맞게 수련하기 위해서는 수직적 상승과 수평적 확장을 동시에 이루는 것이 중요하다. 이를 위해서는 인체의 중심을 잡고 수련하는 것이 필요하며 그 중심은 인체의 다양한 층을 연결해줄 수 있는 코어 혹은 플랫폼 같은 역할을 할 수 있어야 한다.

그 중심이 하타요가에서는 깐다가 된다.

깐다와 호흡

(1) 깐다(Kanda)

하타요가쁘라디삐까와 바시스타상히따, 우빠니샤드의 깐다

하타요가의 호흡

에 대한 구절은 아래와 같다.

H.P 3-106 쿤달리니 샥티는 하단전의 구근, 즉 칸다에 잠들어
있다. 이것은 요가 수행자에게는 해탈의 원인이 되고 어리석은 자
에게는 속박의 원인이 된다. 이 여신을 아는 사람은 요가를 아는
것이다.

H.P 3-112 칸다는 항문으로부터 한 뼘의 높이에 있고 4손가락의
너비이며 부드럽고 흰색이며 접은 천 같은 모양을 하고 있다.

V.S 2-11 깐다가 위치하는 곳은 바로 인체의 중앙(Dehamadhya)에
서 부터 9손가락 폭 위에 있으며 타원형으로 4손가락 폭의 높이와
너비를 가진다.

V.S 2-12 이 타원형의 깐다는 골질(骨質)의 표면으로 되어있
다. 이 깐다의 중앙을 Nābhi(centre)라 부른다. 거기에서부터 바퀴
(cakra;circle)가 시작된다.

V.S 2-19 깐다의 중앙에 위치하는 나디를 수슘나로 부른다. 이러
한 원(깐다)의 주위, 둘레에 존재하는 모든 것을 나디라고 부른다.[17]

YCU.15 그곳 (깐다)에서 7만2천 개의 나디의 움직임이 일어나고
(그 중에서) 천 개의 나디(nāḍī) 가운데 72개가 일반적으로 알려져 있
다.[18]

---

17) 박창은, 『바시슈타상히따의 요가편에서 인체구조론과 인체기능론의 연구』, 원광대학교,
2012년, p15, 19.
18) 김미경, 『디야나빈두 우빠니샤드(Dhyanabindu-Upanisad)에 대한 연구』, 동양학연구,
2006년, p115.

Kanda(칸다): 구근이라는 뜻이다. 생기(프라나, prana)가 신체를 순환하는 통로망(나디-차크라)의 원천점이다. 일부 학파는 이것의 위치를 외음(요니, yoni) 자리에 상응하는 척추의 기저에 있다고 명확히 말하는 한편, 다른 학파들은 '신체의 중앙(deha-madhya)'에 있다고 말한다. 만장일치로 달걀 모양이라고 하지만 하타요가프라디피카(3.113)에서는 이것을 말린 천 모양을 한 것으로 기술한다.[19)]

깐다의 뜻은 구근(球根)이다. 모양은 구체(球體)라고 할 수 있는데, 달걀 모양의 타원 구체라고도 하고 하타요가쁘라디삐까에서는 말린 천 모양이라고 기술하고 있다. 깐다의 역할은 나디의 근원이라고 할 수 있으며 꾼달리니가 이곳에 머무르고 있다. 위치는 항문 위쪽을 말하기도 하고 척주 기저의 회음이라고도 한다. 이처럼 깐다에 대한 설명이 큰 맥락은 비슷하면서도 차이가 나는 것은 요가의 역사가 오래되고 많은 수행의 문파가 있었던 만큼 다양한 관점과 수행법이 존재하기 때문이다. 하여 여기서 기술하는 깐다에 대한 정의와 역할도 하나의 관점이라고 할 수 있다.

깐다는 빛의 구체라고 할 수 있다. 흔히 짜끄라와 나디를 이야기할 때 신경망과 거의 동일한 듯이 보기도 한다. 그러나 전선과 전선 안을 흐르는 전기에너지가 다르고 컴퓨터의 하드웨어와 그것을 운용하는 소프트웨어가 다르듯, 신경망과 짜끄라

---

19) 게오르그 포이에르슈타인 지음, 김재민 옮김, 『요가사전』, 여래, 2017년, p224.

는 다르다. 차원부터가 다르다. 전자는 육체층의 구성 체계이며 후자는 에너지층의 구성 체계이다. 연관성은 매우 깊지만 같은 것은 아니다. 깐다도 짜끄라, 나디와 같이 에너지층의 핵심 체계이다.

(2) 인체의 중심 깐다

깐다는 인체의 중심이라고 할 수 있는데 여기에는 여러 가지 복합적인 의미가 있다. 육체적으로는 힘을 쓸 때 중심이 된다는 의미이며 쁘라나적으로는 모든 나디의 근원이라는 의미가 있다. 수행적으로는 하와 타의 에너지를 합일하여 일원의 에너지를 생산하는 발전소라는 의미도 있다. 그렇기에 하타요가의 수행에서 깐다는 가장 기본이자 출발점이 된다고 할 수 있다. 무언가 시작할 때 중심에서부터 펼쳐나가며 길을 열어간다고 한다면 쁘라나의 순환의 출발점은 깐다가 된다.

그런데 깐다를 이해하고 그 본질을 정확히 알기 위해서는 현상세계의 자신의 관점으로 볼 때는 한계를 가진다. 인체의 한 부위를 명확하게 알기 위해서는 그 부위의 작용을 이해하는 것뿐만 아니라 인체 전체의 기능과 역할 속에서 볼 때 그 기관의 정체성을 더 명확하게 알게 된다. 예를 들어 위장은 음식을 소화하는 역할을 한다. 즉 큰 덩어리의 음식물을 작은 단위의 음식물로 바꿔 인체가 사용할 수 있는 영양 성분으로 분해하는 역할을 한다. 이를 위해 기계적으로 움직여서 분해하고 위산 등의 소화효소를 이용하여 화학적으로 분해한다. 이것이 개별 위장의 역할을 파악한 것이라면 인체 전체의 소화 과정은 먼저 음식을 입안에서 1차 저작(咀嚼)을 하고 식도를 거쳐 위에서 소화한나. 이 후 음식불은 십이지장을 통과하면서 췌장과 간의 소화효소가 십이지장 안으로 분비되어 더 세밀하게 소화된다. 이렇게 소화된 영양성분을 소장에서 흡수하고 남은 찌꺼기를 대장이 처리하여 몸 밖으로 내보낸다. 이것이 전체적인 소화체계이다. 그런데 여기서 끝나는 것이 아니라 실질적인 영양소의 사용과정이 남아있다. 즉 소장에서 흡수한 영양소가 혈액을 통해 세포에 공급되어 인체에서 에너지원으로 사용하거나 몸을 만드는 구성성분으로 사용한다. 에너지원으로 사용할 때는 폐에서 흡수한 산소를 이용하여 태워서 연료로 쓰게 된다. 이처럼 위장을 이해하기 위해서는 위장 자체로도 보아야 하지만 인체 전신의 기능을 보는 가운데 위장을 이해할 때 온전하게 이해할 수 있다.

깐다도 마찬가지다. 깐다 자체의 기능과 역할도 알아야 하지만 전체 자신의 관점에서 볼 때, 깐다를 온전하게 이해할 수 있다. 그러면 여기서 전체 자신이란 무엇을 말하는 것일까?

그것은 '현상적 자신'과 '근원적 자신' 모두를 말한다. 이 둘은 하나이면서도 둘이고 둘이면서도 하나라고 할 수 있다. 이러한 관점은 호흡삼매에서 말한 일원의 이치와 이원의 이치가 다르지 않은 것에서 비롯된다.

전체적인 자신이라고 할 수 있는 아뜨만의 관점에서 깐다를 바라볼 때 보다 깐다를 본질적으로 이해할 수 있다. 즉 아뜨만의 입장에서 깐다가 왜 필요한지를 알아보는 것이 의미가 있다.

아뜨만이 현상세계에 육화하여 내려오기 위해서는 일정한 경로와 과정이 필요하다. 이 과정에서 가장 먼저 일어나는 것은 아뜨만의 빛을 분화시키는 것이다. 이 빛이 현상적 자신(아바타)에게 내재하게 되는 신성의 빛이라고 할 수 있다. 자신의 신성의 빛은 아뜨만과 현상세계 사이의 여러 차원을 거쳐 하향하며 아래 차원으로 내려오게 된다. 내려올 때 여러 빛을 흡수하는데 예를 들면 별들의 빛, 지수화풍공의 빛, 땅과 대기의 빛(기운) 등을 흡수하는데 이러한 과정을 거치며 현상세계 자신의 특성과 특징이 형성된다. 그렇기에 별자리를 통해서 그 사람의 특성, 성격, 운세도 어느 정도 파악할 수 있고 태어난 연월일시(年月日時)를 통해서도 어느 정도 인간의 특성과 생의 흐름을 유추할 수 있는 것이다. 이후 분화된 아뜨만의 빛은 최종적으로는 물질인 육신을 가져야 한다. 분화된 빛이 바로 육신화(물질화)되지 않고 부와 모의 정자와 난자가 수정할 때 분화된 빛이 들어가면서 육신이 형성된다. 이것이 입태(入胎)의 과정이다. 열달 후 출태(出胎)의 과정에서 흡수하는 대기와 땅의 기운이 합쳐지며 현상적 자신의 빛과 기운이 1차 완결된다고 할 수 있다. 이후 생의 과정에서 스스로 형성하고 흡수하는 기운과 빛들에 의해 새로운 자신이 된다. 그래서 현상적 자신은 고정된 것이 아니라 역동적으로 변화하는 존재라고 할 수 있다.

이러한 몸을 가진 육체가 신성의 빛을 안정적으로 담으면서 물질인 육신을 가동하려면 이것을 중간에서 연결하고 운용할 수 있는 에너지 운용시스템이 필요하다. 그것이 깐다, 나디, 짜끄라, 빤싸 바유, 끄세뜨람 등이다. 이 에너지 체계는 아뜨만의 빛과 물질인 육신의 빛을 연결하고 완충하는 역할을 한다. 그래서 에너지층은 아뜨만을 비롯한 다른 층과 육체층의 사이에 위치하게 된다.

아뜨만에서 분화된 신성의 빛은 육신에 임할 때 여러 개의 빛으로 다시 분화하여 에너지 체계로 들어가게 된다. 의식과 인식의 빛은 상위 짜끄라인 아갸 짜끄라로 분화되어 들어가고, 마음과 지혜의 빛은 아나하따 짜끄라를 중심으로 들어가고, 생명의 빛은 깐다로 들어가게 된다. 마니뿌라와 스와디스따나, 물라다라 짜끄라에도 나누어 들어가지만 깐다가 핵심적인 체계를 구축하게 된다. 즉 인체의 많은 에너지 체계 중에서 가장 중심적인 역할을 하는 것은 깐다이다. 수련은 깐다에 있는 생명의 빛을 마음의 빛, 의식의 빛으로 상승시키는 것이라고 할 수 있다. 수련이 깊어져 의식이 깐다로 내려가서 합일하여 다른 에너지체계인 나디나 짜끄라, 마르마스타나[20]를 바라보면 마치 밤하늘의 별들과 그것을 연결하는 선과 같이 보인다. 그 점들과 선들이 이어지며 막을 만드는데 이것이 인체 표면의 구조와 경계를 구성하는 무형의 막이 된다. 이 막을 경계로 하여 육신의 유형적 틀이 주어진다고 할 수 있다.

---

[20] 마르마스타나(Marmasthānas): 주요 생명점, vital points

이 과정은 마치 빅뱅으로 우주가 탄생하는 형국과 같이 깐다를 중심으로 각 에너지 체계들이 분화하고 확장하여 인체의 공간이 생기는 것에 비유할 수 있다. 이렇게 깐다는 아뜨만으로부터 분화된 신성의 빛을 육신의 구성체계로 자리하는데 중심점이 된다.

수련은 이 과정을 역으로 거슬러 올라가 근본 자신으로 돌아가는 것이다.

'어떤 수련을 할 것인가'는 자신이 내려온 과정, 물질화된 과정을 그대로 거슬러 올라가는 것에서 비롯된다고 할 수 있다. 그래서 '무슨 수련을 할 것인가'는 아뜨만의 입장에서 바라볼 때 명확해진다.

이런 관점에서 하타요가를 다시 살펴보면, 분화된 빛들이 단계를 밟아 하나로 계속 합쳐 신성의 빛으로 나아가는 수련이라고 할 수 있다. 그 과정의 출발이 쁘라나와 아빠나 기를 하나로 결합하고 깐다를 깨우는 것이다. 이를 통해 형성된 일원의 에너지를 상승시키는 과정에서 좌우의 삥갈라와 이다를 상합하여 수슘나로 올린다. 그다음 물라다라 짜끄라와 사하스라라 짜끄라의 에너지를 상합하고 이후 사하스라라 짜끄라를 열어서 아뜨만의 빛을 받아 아뜨만의 빛과 분신의 빛을 하나로 연결하고 상합한다. 즉 분화된 빛들을 단계별로 합일, 상승하여 최초의 아뜨만에서 분화된 온전한 빛으로 돌아간 다음, 궁극의 자신인 아뜨만의 빛과 최종 합일하여 온전하고 완전한 자신을 회

복함으로써 수련을 완성한다.

이 전체 과정에서 깐다를 볼 때 깐다의 정체성과 역할이 더 명료하게 이해될 수 있다.

깐다는 인체 에너지 체계의 중심이다.

깐다는 이원(二元)의 하와 타의 에너지를 일원(一元)의 에너지로 합일, 각성하는 곳이다.

깐다는 자신의 근원을 찾아가는 차원적 문(gate)의 역할을 한다.

이외에도 깐다에 내재된 역할은 많다. 그것은 실질적인 수행의 과정을 통해 하나하나 체득해 갈 수 있을 것이다. 예를 들면 깐다의 한 층에는 그 존재가 살아온 삶의 정보가 마치 컴퓨터의 저장장치처럼 기록되어 있다. 그래서 사람이 어둡게 살면 그 빛과 까르마가 깐다에 쌓이게 되고, 이를 살면서 정화하지 않으면 깐다의 빛은 어두워진다. 에너지 체계의 정화에서 나디의 정화뿐만 아니라 깐다의 정화가 중요한 이유이기도 하다. 이 정화의 핵심은 호흡이다. 호흡을 통해 들어오는 대우주와 아뜨만의 빛을 통해 정화할 수 있다.

깐다 호흡 1 (누운 자세)

호흡수련은 누운 자세인 와식으로 시작하는 것이 좋다. 누워서 할 경우 심신의 이완이 잘 된다. 이는 자세유지근을 사용하지 않기 때문이다. 앉은 자세는 불필요한 힘을 빼고 긴장을 이완했다고 하더라도 중력에 대항하여 척추를 세우는 최소한의 힘을 사용해야 한다. 이 경우 호흡을 하면 자세유지를 위한 힘을 어느 정도 사용하는 상태에서 호흡근육을 사용해야 한다. 그래서 초심자가 앉은 자세에서 힘을 충분히 빼고 이완하는 것은 누워서 하는 호흡수련보다 자세 조건상 어렵다. 그렇다고 계속 와식을 해야 한다는 것은 아니다. 호흡수련의 주 자세는 좌식이다. 앉는 자세에서 사용하는 이 은근한 힘이 깐다에 힘을 집중하고 의식을 집중하고 에너지를 활성화하는 데 도움이 된다. 물론 이렇게 되려면 근육의 사용과 호흡의 통로, 의식 집중의 패턴을 효율적으로 사용할 수 있어야 한다. 이렇게 만드는 과정이 수련이기도 하다. 그런데 살아오는 동안 자세 정렬이 흐트러졌고 호흡도 얕아졌다면 편안한 상태에서 기존의 습관을 지우고 새로운 수련습관을 익혀가는 것이 좋다.

누운 자세의 깐다 호흡수련은 사바아사나로 시작하는데 사바아사나를 송장자세라고 하는 것은 송장처럼 '가만히 있다'라는 의미보다는 '기존의 모든 것을 내려놓는다'라는 의미가 본질적이다. 이완하기 위해서는 태어날 때와 같이 순수한 상태로 돌아가는 것이 좋다. 그러기 위해서는 그동안 살아오면서 형성된 의식의 틀, 타인과의 관계 속에서 상처받고 힘겨워하면서 형성된 방어기제, 또는 배움을 통해 구축된 옳다는 마음 이러한 모든 것을 내려놓을 때 자신을 싸고 있던 심신의 긴장과 마음과 에너지의 방어막이 녹게 된다. 다르게 말하면 풀린다고 할 수 있다. 그럼으로써 자연스럽게 천지간의 기운과 교류하게 되어 자신이 가진 생명의 에너지가 충전된다.

누워서 하는 깐다 호흡수련은 다음의 세 과정으로 진행한다.
① 이완
② 회수
③ 집중

(1) 이완(Visram)
심신을 충분히 이완하는 과정이다. 자세는 사바아사나를 취한다.

수련 방법

① 적절한 온도의 공간에서 매트를 깔고 편안하게 눕는다.

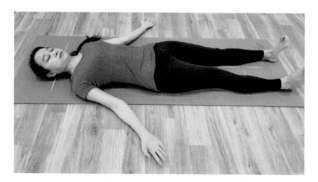

사바아사나

하타요가의 호흡

② 양발은 적당히 벌리는데 많이 벌리면 어깨 너비, 적게 벌리면 골반 넓이 정도로 벌린다.

③ 양손은 몸에서 떨어지게 하여 손등이 바닥에 편안하게 놓인 상태를 유지한다. 이때 몸과 팔의 각도는 30~40도 사이로 하는 것이 좋다.

④ 턱은 살짝 당겨진 정도가 좋은데 이는 현재 신체의 상태에 따라 다르다. 만약 어깨가 말려 굽은 등이라면 턱이 들리게 된다. 이때 무리하게 당기려 하면 목과 어깨에 긴장이 생기므로 자세는 요가수련을 통해 서서히 교정해가며 호흡수련 시에는 머리 밑에 작은 담요나 수건을 접어 받치도록 한다.

위와 같이 자세를 취하여 1차 안정이 되면 편안하게 그 상태를 유지하며 근육의 긴장을 풀고 생각도 가능한 내려 놓아지도록 기다린다. 수련 시 초기 이완은 근육을 이완하는 것이 도움이 되는데 더 깊은 이완으로 들어가기 위해서는 생각을 내려놓는 것이 중요하다. 특히 은연중 형성된 심리적인 방어기제를 내려놓는 것이 중요하다.

각 수련은 그 수련의 목적에 맞는 유형적 몸의 자세와 몸짓을 취하는 게 좋다. 이것이 하타요가의 무드라이다. 하타요가의 무드라에는 손을 이용한 다양한 무드라가 있는데 깐다 호흡수련 시 수련의 흐름에 맞는 손 무드라를 해주면 효율적으로 수련이 진행된다. 이완의 단계에서는 사바아사나의 손 자세를 그대로 취하는데 이는 회수의 손 무드라, 집중의 손 무드라와 차이가 있다. 손가락에 힘을 빼고 손바닥을 위로 향한 열린 형태의 손 모양을 취한다.

이완 난세의 자세는 손의 모양과 몸의 모든 모양이 바닥에 편 것과 같은 상태가 된다. 이럴 때 인체의 에너지는 아래로 깔리면서 퍼지는 효과가 난다. 그래서 깊은 이완에 들어갈수록 에너지가 퍼지며 몸의 형체가 없어지는 듯하거나 혹은 바닥으로 스며드는 것 같은 느낌이 오기도 한다. 즉 에너지의 변화에 따라 근육도 퍼지듯이 풀어지고 이완되며, 이에 따라 의식도 넓게 분포되며 전체적인 심신의 이완이 이루어진다. 육체가 자신의 몸 크기의 공간을 가지듯 에너지도 에너지장을 형성하며 일정한 공간을 가진다. 또한, 무형의 의식도 그에 맞는 에너지만큼 공간을 가지기 때문에 호흡과 명상수련 시 공간의 범위와 분포상태를 수련자는 느끼게 된다. 그래서 이완수련 시 의식분포는 넓게 형성되거나 혹은 더 넓어지면 몸이 사라지듯이 느끼게 되는 것이다. 이렇게 이완이 충분히 이루어지면 다음 단계로 나아간다.

(2) 회수(Pratyahara)

쁘라띠야하라는 안으로 들어온다는 의미가 있다. 회수(回收)라는 뜻을 가지고 있으며 요가에서는 감각기관을 통해 외부로 향해있는 의식을 자신의 내부로 들어오게 한다는 의미로 '제감(制感)'이라고 해석하기도 한다. 깐다 호흡에서 회수는 두 가지 의미를 가진다. 첫 번째는 전신의 에너지를 중심인 깐다로 향

하타요가의 호흡

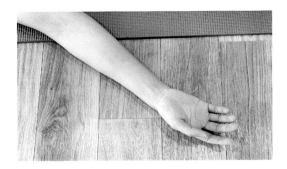

사바아사나 손 모양

하도록 하는 것이다. 이완의 상태에서 편안하면서도 펴져 있는 에너지의 형국을 중심 쪽으로 응집되도록 한다, 이렇게 하기 위해서는 사바아사나에서 의식을 깐다 쪽에 두어도 되지만 몸의 형태도 의식을 사용하는 것과 같은 모양이 되게 하면 좋다. 이를 위해 손은 아빠니뜨 무드라(Apanit mudra)[21]를 취한다.

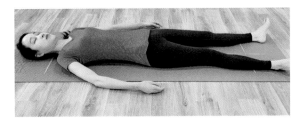

회수 자세

---

21) 아빠니뜨 무드라는 깐다 호흡을 하는 과정에서 에너지의 흐름을 조절할 때 필요하여 저자가 명명하였다.

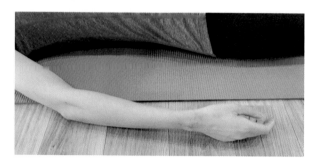

아빠니뜨 무드라

손을 세우고 손바닥이 몸을 향하도록 한다. 그리고 팔꿈치는 완전히 편 형태가 아닌 약간 구부려 살짝 원형의 느낌이 들게 한다. 이렇게 하면 전신의 에너지 흐름이 깐다 쪽으로 향하게 된다.

두 번째는 전신에 분포시켰던 의식이 깐다로 회수된다. 이때 의식은 3차원 공간적으로 전신의 넓은 면에서 좁은 면으로 집중되는 것도 있지만, 더 중요한 것은 의식이 육체층에서 에너지층으로 자신의 내면층으로 들어가고 그중에서도 중심부인 깐다로 들어가는 것이다. 이것이 깐다 호흡에서 쁘라띠야하라, 회수의 의미이다.

회수에서 수련자는 충만감과 함께 집중, 몰입감을 느끼게 된다. 에너지가 안쪽으로 모이듯이 형성되며 이는 충만감을 형성하고 심리적으로는 자신감과 안정감을 향상한다.

하타요가의 호흡

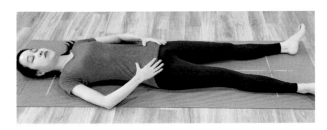
집중 자세

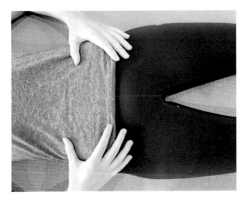
다라나 무드라

(3) 집중(Dharana)

회수가 잘 되면 집중의 단계로 들어간다. 다라나는 아스땅가 요가에서 여섯번째 단계로 의식이 한곳에 모인 것을 말한다. 회수가 전체적으로 중심인 깐다를 향해 들어오는 과정이라면 집중은 한 곳인 깐다에 의식을 두는 것을 말한다. 호흡명상의 본격적인 시작이라고 할 수 있다. 이러한 집중이 쭉 이어지는 것을 디야나(Dhyana), 명상이라고 한다.

깐다 호흡의 집중 단계에서는 손을 골반의 양쪽에 올린 다라나 무드라(Dharana mudra)[22]를 취한다.

사진과 같이 손은 골반의 전상장골극(ASIS) 위에 올리고 엄지손가락은 배꼽 높이에 놓고 나머지 네 손가락은 대각선 아래로 향하게 한다. 양손의 중심을 수평으로 이으면 중앙의 깐다에서 만나도록 놓는다. 이 무드라를 하면 깐다를 향해 회수된 에너지의 흐름이 더 집중된다. 사람에 따라 혹은 수련의 흐름에 따라 여러 가지 느낌이 올 수 있는데, 대표적인 것 중의 하나가 복부에 양손 간격만 한 공간감을 느끼거나 혹은 깔때기 모양의 에너지 흐름이 생기며 에너지가 깐다로 빨려 들어가는 느낌이 드는 것이다. 이것은 그릇 모양과 같이 담기는 형태로 느껴지기도 한다. 하지만 수련자에 따라 느낌은 다르고, 개인마다 수련의 상태와 숙련 정도에 따라 느낌은 변화하므로 참고로 할 뿐 수련 시 선입견을 갖지 않는 것이 중요하다. 다른 경우를 예를 들면, 이러한 느낌 없이 복부의 공간 중앙에 떠 있듯이 구체의 깐다를 느끼기도 한다. 그러므로 수련자는 과거 수련이 잘 될 때의 느낌도 내려놓고, 다른 사람에게 들은 수련의 체험담도 내려놓고, 오늘 일어나는 자신의 수련 흐름에 순수하게 집중한다.

---

22) 다라나 무드라는 깐다 호흡을 하는 과정에서 에너지와 의식을 깐다에 집중할 때 필요하여 저자가 명명하였다.

깐다 호흡 2 (앉은 자세)

누워서 하는 깐다 호흡이 숙련되면 앉아서 하는 깐다 호흡을 수련한다. 앉은 자세의 깐다 호흡과 누운 자세의 깐다 호흡은 '깐다에 의식을 집중하고 몰입한다'는 호흡수련의 본질적인 면은 동일하지만, 몸을 사용하는 방식과 의식의 톤(tone)은 다르다. 그래서 누워서 수련할 때와 같은 느낌을 동일하게 적용하여 수련하면 처음에 잘 안되기도 한다. 몸의 사용방식과 의식의 각성과 이완의 정도가 다르기 때문이다. 누워서 수련할 때는 온몸의 힘을 빼고 중력에 저항하여 자세를 유지하는 근육을 사용할 필요가 없다. 그러므로 힘을 최소한으로 사용할 수 있다.

다르게 말하면 누운 자세와 앉은 자세는 바닥에 닿아있는 몸의 부위가 달라서 중력을 받는 방향이 차이가 난다. 누웠을 때는 등을 비롯한 인체의 후면 전체가 바닥에 닿는 데 비해, 앉았을 때는 엉덩이뼈 중 앉을 때 바닥에 닿는 뼈인 좌골과 하지가 바닥에 닿는다. 척추와 머리는 수직으로 세워져 있다. 이에 따라 힘을 주는 전반적인 환경과 조건이 달라진다. 그래서 누워서 호흡할 때의 감각을 그대로 적용하면 수련이 뜻대로 되지 않는 것을 느끼게 된다. 앉은 자세의 호흡은 몸을 세우기 위해 자세유지근인 척추기립근과 다열근, 복횡근 등에 기본적인 힘이 들어간다. 그 상태에서 호흡을 하므로 누웠을 때와 같은 이완감이 형성되지 않는다. 배와 가슴을 움직일 때도 처음에는 힘을 더 많이 주는 것 같기 때문에 약간 긴장감을 느끼는 사람도 있다.

　그러나 숙련되면 역으로 이러한 점이 앉아서 하는 깐다 호흡의 상섭이 된다. 집승을 위해서는 너무 의식이 가라앉아도 안되고 너무 떠도 안된다. 적절한 이완과 각성의 중간 어딘가에서 묘하게 몰입해 들어가야 한다. 그러한 의식의 톤은 반복적인 수련을 통해서 체득할 수 있다. 과학적으로 일부 확인하는 방법의 하나는 뇌파에서 알파파가 많이 나타나는 현상이다. 앉았을 때 형성되는 은근한 힘은 의식의 각성 수준을 일정 정도 유지해 준다. 한 예로 누워서 수련할 때보다 덜 졸리는 것이다.

　또 다른 점은 누운 자세는 신체의 많은 면이 바닥에 닿는 것이다. 이로 인해 의식이 퍼지는 면이 있다. 이외에도 좌식 깐다 호흡에는 보이지 않는 무형의 부분도 작용하는데, 그것은 인간의 중심축과 자신의 근원의 축이 공간적으로 이어지기 좋다는 점이다. 에너지, 기운은 심즉기행(心卽氣行)이라는 말과 같이 마음에 따라 움직이는 것이기에 누워서 한다고 하여 이것이 안되는 것은 아니다. 그러나 현상세계의 공간과 구조 또한 유형적 세계로서 의미가 있기 때문에 이 구조를 잘 반영하여 수련하면 효율적이다. 즉 현상세계의 물리적 메커니즘과 육신의 메커니즘을 고려하여 수련하면 상합도가 더 높아진다.

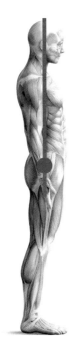

인체 무형의 축

그림에서 보는 바와 같이 깐다는 골반의 중앙에서 조금 윗부분에 있다. 여기로 호흡의 에너지가 잘 내려오는 것이 좋다. 즉 호흡의 수직적 통로가 깐다로 잘 이어져 자신의 숨이 깐다에 와서 닿는 것이 필요하다. 그래서 누워서 수련할 때 깐다에 대한 집중력이 약할 때는 앉아서 호흡의 통로가 깐다까지 이어지는 수련을 먼저 시작하는 것도 도움이 된다.

그렇다고 실제 호흡을 할 때 깐다가 있는 배의 중앙으로 공기가 들어오는 것은 아니다. 공기 분자는 폐를 거쳐 혈액으로 들어와 전신을 순환하지만, 호흡을 통해 들어오는 무형의 에너지가 호흡통로를 형성하며 깐다에 와서 닿는 것이다. 인체에는 유형의 공기가 들어오는 경로인 기도가 있고 그것이 내부로 들어와 순환하는 혈관의 경로가 있듯이 무형의 호흡의 에너지가 들어오고 순환되는 경로가 있다. 그것이 깐다로 이어지는 호흡 통로이고 전신으로 순환되는 나디이다. 한방으로는 경락이다. 나디와 경락 역시 기도(氣道)이다. 공기가 아닌 기운이 지나다니는 무형의 기도이다. '인체 무형의 축'은 그림에서 보는 바와 같이 깐다와 사하스라라 짜끄라, 물라다라 짜끄라가 수직으로 이어지는 축이자 통로인 경로이다. 이 경로와 무형의 호흡통로를 일치시키면 의식은 자연스럽게 깐다에 집중된다. 이러한 흐름이 잘 이루어질 때 의식이 숨을 타고 깐다에 가서 닿는다고 표현할 수 있다. 수련자는 자연스럽게 깐다로 몰입하며 아래쪽의 에너지가 안정됨으로써 고요하면서 충만한 느낌에 들게 된다.

그래서 앉아서 하는 깐다 호흡의 시작은 호흡통로를 인식하는 것을 중심으로 수련하는 것이 좋다.

이 과정은 다음의 네 가지 단계로 진행한다.

① 자신의 호흡 인지하기

② 자신의 호흡 깊이 인지하기

③ 깐다 중심으로 수평적 호흡하기

④ 깐다로 내려가는 호흡통로 인지하기

(1) 자신의 호흡 인지하기

누워서 하는 호흡수련의 시작은 자신의 호흡 찾기로 시작하였다. 앉아서 하는 호흡은 자신의 호흡 패턴을 인지하는 것으로 시작하는 것이 좋다. 앉아서 하는 호흡은 생리적 호흡에서 설명한 바와 같이 복식인지, 흉식인지, 견식인지 파악하는 것이 필요하다. 자신이 어떤 호흡 방식을 위주로 하는지 앎으로써 수련의 초점과 방향성을 어느 정도 정하고 수련할 수 있다. 이렇게 유형적인 호흡 방식을 파악한 다음 점점 무형의 호흡을 인식하는 과정으로 진행한다.

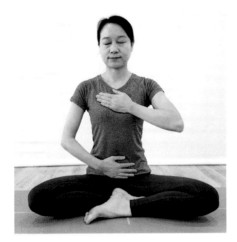

자신의 호흡 인지하기(앉은 자세)

그림과 같이 수까아사나로 앉은 다음 왼손은 가슴 위에 올리고 오른손은 하복부에 댄다. 숨을 들이쉴 때 가슴이 부풀어지는지, 혹은 배가 부풀어지는지를 확인한다. 1분 정도 실시하며 인위적으로 좋은 호흡을 하려 노력하지 않고 평소의 호흡을 그대로 한다. 숨을 들이쉴 때 가슴이 앞과 옆으로 확장되면 흉식 호흡이다. 숨을 들이쉴 때 배가 확장되면 복식 호흡이다. 일부 사람은 숨을 들이쉴 때 가슴과 배가 동시에 움직이는 예도 있다. 이때는 주된 움직임이 어디에서 일어나는지 확인한다.

만약 자신의 호흡이 얕은 흉식 호흡으로 인지되거나 혹은 호흡의 길이가 짧다고 인지되더라도 의도적으로 빨리 개선하려고 하기보다 이를 인지하면서 서서히 변화한다는 마음으로 호흡수련에 임한다. 이 과정은 시기와 사람에 따라 그 정도가 달라진다. 수련 시에 계속 의도적인 노력을 줄일 것을 말하는 것은 호흡수련 시 일어날 수 있는 부작용을 방지하기 위함이기도 하고 대부분의 사람이 의도적인 노력을 하는 것이 익숙하기에 수련 시 의식이 뜨는 것을 예방하기 위해서이다. 사실 수련은 지극 정성으로 해야 하는데 그 노력이 무심한 가운데 이루어져야 하니, 이를 말로써 표현하고 전달하기란 쉽지 않다. 하지만 이러한 노력의 과정이 쌓이고 수련의 체득이 깊어지면 노력하되 무심하게 되어 '행하되 행한 바가 없다'라는 까르마 요가의 참된 의미를 깨달을 수 있을 것이다.

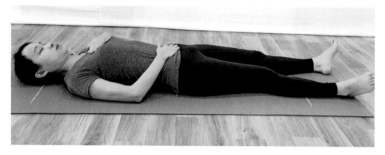

자신의 호흡 인지하기(누운 자세)

앉아서 자신의 호흡 인지하기가 어려운 사람은 그림과 같은 자세로 누워서 실시한다.

(2) 자신의 호흡 깊이 인지하기

자신의 호흡 인지하기를 통해 어떤 호흡을 하는지 확인한 다음 호흡이 내려가는 깊이를 느껴본다. 예를 들면 흉식 호흡의

하타요가의 호흡

경우 가슴 아래쪽의 명치 부근을 자신의 호흡 깊이로 느낄 것이다. 복식 호흡의 경우 호흡 방법에 따른 편차가 좀 더 큰데, 먼저 위장 정도로 깊이를 느낄 수 있고 좀 더 깊으면 배꼽 근처로 느낄 것이다. 여기서 더 깊어지면 아랫배에서 위쪽으로 느끼고 더 깊은 사람은 골반의 바닥 가까이 느끼기도 한다. 그러면 효율적인 깐다 호흡을 위해서는 어느 정도 깊이감이 좋을까?

전반적으로 골반 바닥에 가까울 정도로 깊으면 차분함과 이완감은 좋은데 음적인 성향을 가진다. 하복부의 위쪽이 될 경우 좀 더 활력 있고 충만하게 느껴진다. 반면 조금 양적이어서 차분함과 안정감은 상대적으로 약해진다. 적절한 깊이를 가져 인체의 중심점으로서 역할과 호흡의 중심 역할을 함께 하는 것이 좋다. 그렇다고 수련자가 설정한 대로 깐다가 옮겨 간다는 것은 아니다. 깐다의 위치는 그대로인데 수직적·수평적 호흡의 사용방식에 따라 깊이감이 달라지는 것이다. 깐다를 빛의 구체라고 할 경우, 구체의 위쪽이 배꼽 높이 가까이 오고 중심은 아랫배에 자리 잡게 한다. 깐다 호흡수련이 숙련되면 척추의 축 성신장이 일어나고 수직 호흡이 활성화되며 호흡의 느낌은 더 깊어진다.

(3) 깐다 중심의 수평적 호흡하기

호흡의 깊이가 인지되면 그곳을 중심으로 수평으로 확장하고 수축하는 움직임이 생긴다. 복식 호흡의 경우 배를 불리고 수축하는 중심이 형성된다. 그런데 많은 경우 그 중심을 인지하고 중심에서부터 힘이 바깥으로 퍼지면서 호흡을 하는 것이 아니라 의식이 복근의 표면, 즉 배를 원형으로 볼 때 앞의 표면에 의식을 누며 배를 불리는 호흡을 한다. 이 경우 의식이 깐다에 집중되기보다 바깥쪽의 근육에 집중하게 된다. 그래서 앉아서 하는 깐다 호흡을 할 경우 호흡통로가 깊어지면서 마치 컵의 중앙에 물을 따르는 것처럼 호흡이 수직으로 내려오듯이 수련하는 것도 도움이 된다. 호흡이 깐다에 이르러 타원형으로 확장하듯이 되면 수평적 확장과 수축이 동시에 잘 된다.

이렇게 하면 호흡이 이루어지는 구조가 수직적 호흡통로와 수평적 복근의 확장과 수축이 십자 형태를 형성하고 그 중심에 깐다가 있게 된다. 이는 추후 호흡수련의 중요한 바탕이 된다. 초기수련에서는 호흡을 코를 통해 밖에서 몸 안으로 들어오듯이 하지만, 이후 깐다의 공간성이 형성되는 꿈바까에 들면 깐다 자체가 공간적 숨을 쉬는 형태의 호흡으로 바뀌게 된다. 깐다를 중심에 두고 원형의 공간 자체가 확장과 수축을 반복하며 숨을 쉬듯이 이루어지기 때문에 절로 이루어지는 깐다 호흡을 하기 위해서는 중심에 대한 인지가 중요하다.

(4) 깐다로 내려가는 호흡통로 인지하기

자신의 호흡 깊이 인지하기와 깐다 중심의 수평적 호흡이 숙련되면 다음은 자신의 호흡통로를 인지하는 수련을 실시한다. 이 과정에서 호흡은 더욱 안정되며 호흡통로가 깐다까지 이어지게 된다. 수련자가 실제 깐다 호흡수련을 하다 보면 수평적

하타요가의 호흡

호흡이 먼저 되고 차츰 호흡통로를 인식하는 경우가 있기도 하고, 반대로 호흡통로를 먼저 인식하고 호흡통로의 아래 끝에서 수평적 움직임을 느끼는 경우도 있다.

　이것은 어느 것이 먼저 되어야 한다는 것 없이 둘 다 가능하다. 보다 본질적인 것은 호흡통로가 형성되고 깐다에서 확장되는 움직임이 일어나는 것이다. 여기에는 자신의 빛이 형성되는 원리가 담겨있다. 의식이 호흡통로를 따라 내려와 깐다에 닿아 호흡하는 모습은 자신의 아뜨만의 빛이 분신에게 내려와 현상 세계에 임하는 모습과 비슷한 맥락이다. 수직적 호흡이 우선하고 수평적 호흡이 일어나는 흐름은 아뜨만의 빛이 차원적 통로인 빛의 기둥을 타고 내려와 분신과 연결되는 이치와 같은 것이다. 그렇기에 깐다에 집중하는 방식은 근원의 이치와 원리가 반영된 방식으로 수련하는 것이 중요하다. 역으로 수평적 호흡이 먼저 열리면서 수직적 호흡을 빨아들이는 형국도 일어나는데 앞의 흐름이 더 우선적이다. 두 번째 흐름은 분신이 자신에 대한 자각과 깨달음으로 마음을 열고 아뜨만의 빛을 받아들이는 형국이므로 분신의 입장에서의 호흡 흐름이 반영된 것이다. 이처럼 작은 부분 같지만, 의식을 쓰는 방법 하나에도 근본의 이치가 담겨져 있는 것이 호흡수련법이다. 그리고 빛의 차원적 기둥이 분신에게 내려오는 곳이 바로 사하스라라 짜끄라이며 경혈자리는 백회이다.

　그래서 깐다의 호흡수련은 육체의 자세를 잡을 때 사하스라라 짜끄라와 깐다, 물라다라 짜끄라가 수직선상에 오도록 자세를 취하는 것이 좋다. 호흡할 때는 호흡통로가 이 수직선상과 일치되도록 하고 여기에서 더 나아가 아뜨만의 빛이 내려오는 경로가 사하스라라 짜끄라에서 깐다, 물라다라 짜끄라와 연결되도록 하는 것이 좋다. 이렇게 할 때, 보다 상승한 차원의 호흡이 일어나는데 분신의 호흡이 분신을 넘어서 아뜨만의 빛의 기둥과 하나가 되어 빛의 숨을 쉬게 된다, 이로써 우아일체의 숨이 일어나게 된다. 이것이 한 존재가 하게 되는 좀 더 높은 차원의 합일에 의한 호흡이라고 할 수 있다. 여기에 이르러 비로소 자신의 숨이 아뜨만의 숨과 연결된 수련의 단계로 들어서게 된다. 여기까지 많은 수행과 시행착오를 거치게 되므로 수도자는 사념이나 관념적 에너지로 이를 이루려 하기보다 참된 수행력으로 끊임없이 정진하여 실질적인 체득을 통하여 이루어야 한다.

4장

반다와
무드라

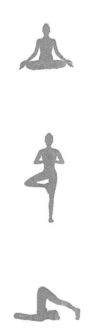

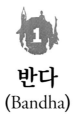

반다
(Bandha)

세 가지 반다

하타요가의 주요 수행법 중 하나인 반다는 에너지를 조절하는 데 주요한 수행법이다. 반다는 '결박, 속박, 묶기'란 뜻을 가지고 있다. 산스크리트 문헌에서 반다의 의미는 다양하게 사용되는데 서약과 힘줄, 또는 묶기, 다리 놓기로 쓰이기도 한다. 요가에서 반다는 유한한 존재로서의 인간 상태(sansara), 즉 깨닫지 못한 상태를 의미한다. 영적 무지(avidya)가 속박이다.[23]

하타요가에서는 이와는 다른 의미로 사용된다. 위의 반다가 인간의 존재적 상태, 유한한 물질인 육체 안에 머물러 있는 상태를 의미했다면 하타요가에서는 '육체의 특정 부위를 묶는 형태의 수행기법'의 의미로 사용된다. 특히 호흡수련과 연관하여 에너지를 특정한 목적으로 각성하거나 조절하기 위하여 사용

---

23) 게오르그 포이에르슈타인, 『요가사전』, 김재민 옮김, 여래, 2017년, p92.

한다.

하타요가의 반다에는 세 가지가 있다. 우디야나 반다, 잘란다라 반다, 물라 반다이다. 우디야나 반다는 '복부 잠금', 잘란다라 반다는 '목 잠금', 물라 반다는 '회음 잠금'으로 해석한다. 그리고 이것을 한 번에 같이 실시하는 것은 '마하 반다(Maha Bandha)'라고 한다.

우디야나 반다(Uddyana Bandha)

H.P 3-55 프라나는 이 반다에 묶여서 수슘나 나디를 타고 솟아오르기 때문에 요가 수행자들은 우디야나라고 한다.

H.P 3-56 우디야나 반다는 기를 순환시키는 수행을 통해서 샥티가 위로 솟구쳐 오르기 때문에 솟거나 날아오르는 반다로 불린다.

H.P 3-57 배꼽 아래에서 위(胃)에 이르기까지 복부를 수축한다. 이 우디야나 반다는 죽음의 코끼리를 내쫓는 사자와 같다.

우디야나의 우트(Ut)와 디(Di)는 '공중비행'을 뜻한다. 다르게 말하면 '위로 날다'라고 할 수 있다. 우디야나 반다는 세 가지 반다 중에서 가장 중요한 반다라고 할 수 있다. 이는 호흡수련 시 에너지의 흐름을 조절하는 데 가장 큰 영향을 미치기 때문이다. 그런데 우디야나 반다의 원래 뜻인 '공중비행'과 달리 '복부 수축'이라고 하는 것은 위로 나는 듯한 에너지의 흐름을 만들려면 복부를 수축하는 것이 직접적으로 따라오기 때문에 붙은 해석이라고 할 수 있다.

그러면 복부 수축을 할 때 에너지의 흐름이 어떻게 위로 상승하는 것일까?

여기서 중요한 것은 위로 오르는 것에는 아래로 내려오는 것이 따른다는 것이다. 일종의 작용·반작용의 원리라고 할 수 있다. 이때 오르는 작용이 먼저일까, 내려가는 작용이 먼저일까?

내려가는 것이 먼저 일어나고 오르는 것이 형성된다. 물론 위로 오르는 움직임을 먼저 시작할 수도 있다. 그러나 호흡이 깐다에 이르는 과정이 먼저 일어나고 그 충만한 에너지에 의해 뻐라나가 상승하는 것이 수련의 핵심내용이라면 내려가는 호흡이 먼저 안정되고 그 뒤 수련의 흐름에 따라 상승의 흐름이 일어나는 것이 좋다. 이것이 잘되지 않으면 뒷장에서 설명하는 잘못된 호흡수련의 부작용으로 에너지가 뜨는 현상인 상기 중세가 일어날 개연성이 생긴다.

짜끄라 수련 시 아래에서 꾼달리니를 각성하여 하위 짜끄라부터 각성하여 상위 짜끄라로 올라오며 수련하는 것은 우연이 아니다.[24]

인체는 중심과 축, 공간, 막을 가진다고 할 때 중심은 삼각형의 중심과 같이 아래쪽의 깐다가 안정적으로 잡아주는 역할을

---

24) 이를 다르게 보는 견해도 있다. 하위 짜끄라부터 수련하지 않아도 존재에 따라 상위 짜끄라가 바로 각성이 되며 수련이 이루어진다고 보기도 한다.

하고 죽은 깐다와 사하스라라 짜끄라, 물라다라 짜끄라를 잇는 선으로 형성된다. 공간은 축의 회전력에 의해 열리게 된다. 그리고 외부막은 인체의 앞과 뒤에 있는 수슘나 나디를 비롯한 전체 나디를 연결하여 형성된다. 이로써 인체의 무형적 형태가 완성되는 것이다.

쁘라나, 에너지는 인체에 막연하고 애매모호하게 존재하는 것이 아니라 명확하고 분명한 체계와 원리에 따라 구성되고 운행된다. 이를 기반으로 수련할 때 수련의 보편성이 생기며 많은 사람이 그 원리에 따라 공부의 진전을 얻을 수 있다.

호흡수련 시 인체 에너지의 저장소이자 발전소인 깐다가 가동되기 위해서는 의식이 숨을 타고 내려와 깐다에 닿는 것이 필요하다고 했다. 이는 마치 전자제품을 가동할 때 파워스위치를 켜는 것과 같다. 의식이 숨을 타고 깐다에 이르는 과정은 위에서 아래로 내려오는 과정이다. 이후 깐다의 에너지가 각성되고 가동되어 충만해지면 절로 넘쳐서 올라가기 시작한다.

마치 그림과 같이 생긴 호리병에 물을 넣을 때 아래의 둥근 부분이 깐다라고 하면 구체 안의 공간에 물이 다 차고 나면 절로 원통 기둥을 따라 물이 차서 올라오듯 깐다에 에너지가 차면 절로 상승이 일어난다. 이때 호리병 관의 모양처럼 좁혀지는 흐름이 필요하기 때문에 복부를 수축하는 우디야나 반다가 일어나는 것이다. 이것을 에너지의

호리병

흐름에 따라 우디야나 반다가 절로 일어나는 형국이라고 한 것이다. 그러므로 깐다가 각성되지도 않고 에너지가 상승하는 흐름도 없는데 우디야나 반다를 하는 것은 에너지 상승의 수련의 본질적인 흐름과는 다소 거리가 있다.

하지만 다른 면으로 긍정적인 부분이 있기도 하다. 즉 코어 근육을 강화하는 효과가 있고 생기적 차원에서 에너지가 각성하기도 하며, 아사나를 할 때 파워를 내게 하는 면도 있다. 그러나 이 과정에서 아래쪽 에너지가 충실하여 넘쳐서 올라가는 것이 아니라 위에서 아래의 에너지를 빨아올리듯이 수련하면 에너지의 상태가 역전되어 상기 증세가 일어날 수 있다. 아래쪽의 에너지 비율보다 위의 에너지 비율이 커지는 것이다. 집을 지을 때 1층을 튼튼하게 짓고 2층, 3층을 지어야 하는데 역삼각형처럼 1층이 작고 2, 3층이 큰 것과 같이 불안정한 형국이 된다.

그래서 우디야나 반다를 제대로 하기 위해서는 복부수축을 할 때 아래쪽으로 끌어내리는 흐름의 복부수축을 먼저 하고, 이에 따라 올라오는 힘의 흐름이 생길 때 상승하는 복부수축을 한다. 이후 하강과 상승이 동시에 이루어지는 복부수축을 할 수도 있다. 이는 마치 기다란 막대 모양의 풍선을 양손으로 중간 부분을 잡고 위아래 방향으로 움켜쥐고 짜는 것과 비슷한 모양이라고 할 수 있다. 이렇게 하면 아래로 내려오는 힘은 깐다에 응집하고 올라오는 힘은 에너지를 상승하는 힘이 되어 두 가지 작용이 동시에 이루어진다. 내려간 힘이 깐다에 응집되는 만큼 작용·반작용에 따라 다시 상승하는 힘도 만들어진다. 그런데 이때 중요한 것은 아래쪽 깐다에서 잡아주는 힘도 그만큼 강화되기에 기운이 뜨거나 불안정해지는 현상이 생기지 않고 아래쪽이 꽉 차면서 위가 충만하게 된다. 이것이 더 깊어져 들숨과 날숨의 이원적 에너지가 깐다를 중심으로 하나가 되면 인체 축과 호흡통로가 하나가 되며 일원의 숨인 빛기둥이 형성된다. 그리하여 이 숨의 기둥은 깐다, 사하스라라 짜끄라, 물라다라 짜끄라의 축과 하나가 된다.

여기서 수련이 더 깊어지면 축에서 발생한 에너지의 회전력에 따라 공간이 생기면서 무형의 우주 공간이 펼쳐진 것 같은 삼매의 상태로 들어가게 된다. 이것이 깐다 중심의 꿈바까에서 더 확장된 '숨의 공간성'의 꿈바까라고 할 수 있다. 다만 실제 수련을 할 때 이러한 현상들이 언제 일어날지 알 수 없고 사람마다 수련의 과정에서 일어나는 현상은 다양하기에 선입견을 내려놓고 현재 자신의 수련 흐름에 충실하는 것이 중요하다. 우디야나 반다를 실시하는 방법은 그림 우디야나 반다 1과 같이 복부를 안으로 깊이 수축하는 방법이 있으며, 우디야나 반다 2와 같이 복부를 약간 수축하는 방법이 있다. 깐다를 인지하며 호흡수련을 할 때는 우디야나 반다 2를 실시한다.

하타요가의 호흡

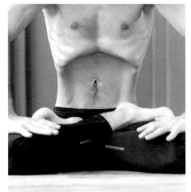 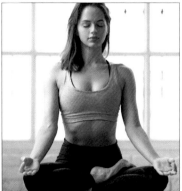

우디야나 반다 1　　　　　　　　우디야나 반다 2

잘란다라 반다(Jalandhara Bandha)

H.P 3-11 목 부분에서 멈추어 잘란다라 반다를 하고 물라 반다를 하여 기를 위로 끌어올린다. 그러면 마치 회초리를 맞은 뱀처럼 꼿꼿하게 일어선다.

G.S 3-10 턱을 가슴으로 당겨서 목을 강하게 수축하고 유지한다. 잘란다라 반다를 할 때는 열여섯 가지의 아다라[25]가 모두 통제된다. 이 잘란다라 반다는 죽음을 정복하는 위대한 무드라다.

---

25) 아다라(Adharas)의 기초(basics) 16가지의 종류와 위치: 파당구쉬따(엄지발가락), 물라다라(토대 차크라), 구다(직장), 매드라(생식기관), 우디야나(생식기관의 근저와 배꼽의 뿌리 사이), 나비(배꼽의 뿌리), 흐리디야(심장), 칸다(인후), 간티카(연구개의 뿌리), 탈루(간티카보다 깊은 지점), 지바(혀의 뿌리), 브루마디야(미간센터), 나사(코), 카파타(코의 기저), 랄라타(이마 가운데), 브라흐마 란드라(아카샤 차크라). 김재민, 『하타요가의 미세 신체관 연구: 초기 하타요가 문헌에 나타난 차크라 관념을 중심으로』, NRF KRM, 2013년

잘라(Jala)는 '그물망, 격자'라는 뜻이다. 수련법은 턱을 가슴 쪽으로 당기는 방법을 실시하기에 목 수축, 인후 잠금이라고 한다. 고라크사 팟다티(Goraksa-Paddhati 1-79)에서 잘란다라 반다는 통로들의 망(sira)을 묶어서 감로(아므리타, amrita)가 몸통으로 흘러가는 것을 방지한다고 하였다.[26]

다른 목적으로 잘란다라 반다는 심장, 경선, 뇌를 포함한 머리로 흐르는 혈액과 쁘라나를 조절한다고 본다. 만약 잘란다라 반다 없이 쁘라나야마를 하면 심장, 안구, 귓속에 압박이 느껴지고 머리는 현기증을 느낀다고 한다.[27]

이렇게 볼 때 잘란다라 반다의 주요 목적은 빈두의 아므리타가 아래로 흘러 소실되는 것을 막고 쁘라나가 불안정하게 위로 올라오는 것을 조절하기 위한 수행법이라고 볼 수 있다. 심장, 안구, 귓속에 압박이 오는 것은 에너지가 위로 쏠리는 상기(上氣) 증세의 하나라고 할 수 있다.

여기서 생길 수 있는 의문점은 '요가 수행에서 에너지를 위로 올리는 것은 반다의 주요 목적으로 꾼달리니를 각성하여 상승시키는 것이 중요한데, 기운이 위로 쏠리는 상기 증세와는 어떤 차이가 있는 것인가'이다.

깐다 호흡에서 에너지가 상승할 때 깐다의 에너지가 차서 넘치듯이 올라오는 것이 좋다고 하였고, 건축물에 비유해서 1층

---

26) 게오르그 포이에르슈타인, 『요가사전』, 김재민 옮김, 여래, 2017년, p210.
27) B.K.S. 아헹가, 『요가디피카』, 현천 옮김, 법보신문사, 1997년, p536~537.

의 안정적인 구조를 바탕으로 2, 3층을 쌓아 올리듯이 에너지를 상승시키는 것이 좋다고 하였다.

잘못된 수련습관의 부작용인 상기증은 아래쪽의 기운이 취약한 상태에서 기운이 올라와 마치 건물이 흔들리듯이 에너지의 불균형으로 불안정해지는 현상을 말한다. 그래서 우디야나 반다를 행할 때 깐다의 중심과 힘이 분명한 가운데 에너지가 상승하는 것이 중요하다고 하였고, 에너지의 내려가고 올라가는 흐름의 균형이 필요하다고 하였다.

잘란다라 반다에서도 턱을 당기고 후두를 열 때 내려가고 올라오는 에너지의 흐름이 순차적이면서도 동시에 생기게 된다. 반다나 무드라는 몸짓을 통해 에너지를 조절하는 기법이라고 하였는데 잘란다라 반다는 목을 수축하는 잠금법이면서 턱을 당기는 모양 자체가 무드라의 역할을 한다. 턱과 시선을 아래로 향하게 하여 숨길과 의식의 방향을 아래로 잡음으로써 깐다로 집중되게 하여 에너지가 불안정하게 뜨는 것을 막아준다. 그 다음 깐다의 각성으로 에너지가 상승되는 흐름을 적절하게 받아주는 역할을 한다.

그리고 잘란다라 반다는 턱을 당겨 후두와 경추의 공간을 엶으로써 빈두의 에너지가 활성화되도록 한다. 상위 짜끄라나 빈두의 에너지가 활성화될 때는 두 가지 현상을 함께 필요로 한다. 첫 번째는 해당 짜끄라의 에너지가 직접 활성화되는 것이고, 두 번째는 아래에서 올라오는 에너지가 막힌 경로를 뚫듯이 상위 짜끄라를 열어주는 것이다. 이 두 가지의 작용이 상합

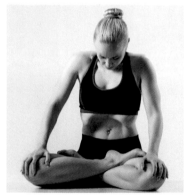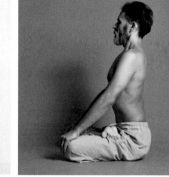

| 잘란다라 반다 1 | 잘란다라 반다 2 |

하며 짜끄라가 깨어나고 활성화된다. 이런 측면 때문에 인체의 위쪽에서 실시하는 잘란다라 반다는 아래에서 상승하는 에너지를 잘 받아주는 역할을 한다. 이렇게 함으로써 위로 올라오는 에너지가 불안정하게 작용하는 것이 아니라 아래의 안정감을 바탕으로 막힌 결절을 풀면서 상위의 에너지 센터를 열어 영적 각성이 되게 한다.

잘란다라 반다를 할 때는 두 가지로 할 수 있다. 하나는 그림 1과 같이 턱을 흉골에 붙이듯이 당기는 것이고, 다른 하나는 목이 길어지는 듯한 느낌으로 턱을 당기는 것이다. 자신의 에너지변화의 흐름에 맞게 사용한다. 만약 긴 시간 호흡수련을 하거나 호흡삼매에 드는 수련을 할 때는 몸의 힘을 빼고 지속해서 수련하는 것이 필요하므로 두 번째 방법으로 수련하는 것이 적절하다고 할 수 있다.

하타요가의 호흡

물라 반다(Mula Bandha)

    H.P 3-61 발뒤꿈치로 회음부를 눌러서 항문을 수축하고 아파나 기를 위로 끌어올린다. 이 행법을 물라 반다라고 한다.

    H.P 3-62 항문을 수축해서 언제나 하강하는 성향이 있는 아파나 기를 힘 있게 상승시킨다. 이것이 요가 수행자들이 말하는 물라 반다라고 하는 것이다.

    H.P 3-63 발뒤꿈치로 항문을 누른 채 아파나가 중앙의 기도를 타고 오르도록 호흡기관을 조절하여 생명의 기운을 상승시킨다.

    H.P 3-64 프라나와 아파나, 나다와 빈두는 이 물라 반다의 수행을 통해 합일되어 요가의 완성을 가져온다. 이것에 관해서는 의심의 여지가 없다.

    물라(Mula)는 '뿌리, 근원'이라는 뜻을 가지고 있다. 물라 반다는 행법을 실시할 때 회음부와 항문을 수축하기 때문에 회음 잠금, 항문 수축으로 해석한다. 물라 반다는 쁘라나와 아빠나의 결합에 중요한 반다이다. 그런데 각 반다는 독립적으로 실시되기보다 함께 실시될 때 본연의 역할이 충실히 이루어진다. 수련 시 에너지의 흐름에 따라 한 반다가 주도하면서, 전체적인 협력에 의해 호흡수련이 진행된다. 예를 들어 잘란다라 반다에 의해 하강하는 에너지를 누군가 받아주어야 하는데 이 힘을 물라 반다가 받아준다고 할 수 있다. 또한 우디야나 반다가 호리병처럼 복부를 수축하면 이 힘을 물라 반다와 잘란다라 반다가 역시 받게 된다. 물라 반다를 할 때는 회음 수축을 통해 상승하는 힘이 생기는데 이를 잘란다라 반다와 우디야나 반다가 받아서 균형을 형성한다. 이렇게 세 가지의 힘이 상호 작용하여 만나는 지점은 복부의 아래, 골반의 중간 어디쯤이 된다. 그것이 깐다가 되는 것이 좋다. 그렇게 하여 세 가지 반다의 신체 움직임인 목 수축, 복부 수축, 회음 수축의 세 힘의 벡터(vector)가 만나는 지점을 깐다에 두어 역학적 힘이 깐다에 오게 하고, 쁘라나가 들어오는 호흡 통로의 끝지점이 깐다에 오게 한다. 거기에다 코어근육인 횡격막, 복횡근, 골반기저근, 다열근이 수축하는 힘의 중심점도 깐다에 오게 하며, 끝으로 의식의 집중점도 깐다에 오게 한다. 이렇게 모든 다층적 힘을 깐다에 집중함으로써 실질적으로 깐다를 각성하고 각 층의 에너지를 하나로 상합시킨다. 이것이 깐다 호흡수련의 주요한 내용이다.

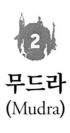

무드라
(Mudra)

호흡을 위한 무드라

무드라는 '결인(結印), 도장'이라고 한다. 요가와 딴뜨라에서 무드라는 다양한 의미로 사용되었다. 하타요가에서 무드라는 아사나와 유사한 의미로 사용되며 인체의 쁘라나를 조절하기 위한 수행법을 의미한다.

그러한 의미에서 반다도 무드라에 속한다고 할 수 있다. 하타요가쁘라디삐까에는 10개의 무드라가 소개되어 있고 게란다상히따에는 25개의 무드라가 기술되어 있다. 또한 소마샴부 팟다티(Soma Sambhu Paddati)에는 다양한 손무드라가 소개되어 있다. 이러한 여러 무드라 중 호흡과 연관된 일부 무드라와 무드라적인 의미를 가지는 좌법을 위주로 알아보고자 한다.

혀 무드라

(1) 나보 무드라(Nabho mudra)

G.S 3-7 수행자는 항상 혀를 위로 구부려 호흡한다. 이는 나보 무드라로서 수행자의 모든 질병을 몰아낸다.

나보는 에테르, 공간이란 뜻으로 아카샤(akasa)와 동의어이다. 하여 나보 무드라는 '천공(天空)의 결인'으로 해석한다. 그러면 나보 무드라는 호흡 시에 어떤 효과를 가져올까?

무드라는 특정한 몸짓을 통해 에너지를 조절하는 수행기법을 말한다. 이때 취하는 몸짓의 특징을 따서 이름을 지은 것도 있고 그 형태를 통해 일어나는 에너지의 상태를 따서 이름 지은 것도 있다. 후자의 이름을 딴 것이 더 많다고 할 수 있다. 예를 들면 우디야나 반다는 신체의 상태는 복부를 수축하는 것인데 이때 에너지는 상승하게 되므로 '공중비행'이라는 뜻의 우디야나로 이름을 지었다.

나보 무드라는 위의 구절과 같이 혀를 위로 구부려 호흡한다. 혀를 약간 마는 것과 세우는 느낌이 같이 형성되는데, 이는 호흡의 통로를 여는 데 도움이 된다. 혀를 사용하는 무드라군(群)이 몇 가지 있는데 이는 인체의 공간 중 '구강의 공간을 혀를 통해 어떻게 형성하는가'와도 연관이 있다. 앞서 반다들은 복강과 흉강, 골반강의 공간의 형태와 압력을 조절하였다. 이에 반해 나보 무드라, 만두끼 무드라, 부장기 무드라, 께짜리 무드라는 혀를 통해 구강의 공간을 조절하고 여기에 혀 모양 자체가 에너지의 흐름을 만드는 데 영향을 미친다. 이렇게 보면 무드라군은 혀를 이용하는 군, 복부를 이용하는 군, 손을 이용하는 군, 전신을 이용하는 군 등으로 나눌 수 있다. 이들 중 혀를 조절하는 무드라는 복부, 회음을 조절하는 무드라에 비해 움직임은 작지만 호흡에 큰 영향을 주기에 중요한 무드라라고 할 수 있다.

나보 무드라는 혀를 세움으로써 구강에서 깐다까지 수직적 호흡 통로를 형성하고 혀끝을 입천장에 붙임으로써 깐다와 호흡통로가 구강 위쪽에 있는 짜끄라와 안정적으로 에너지를 이어준다. 혀 무드라는 상위 짜끄라를 안정적으로 각성할 때 중요한 역할을 한다. 즉 깐다의 힘이 상승하여 위쪽 에너지 통로를 열고 안전하게 각성하도록 돕는다. 그렇기에 '천공의 결인'이라고 할 수 있다. 왜냐하면 에너지가 여기에 이르러서야 숨의 공간성이 신체내부에 한정되는 느낌을 벗어나 더 크게 확장되며 몸의 영역을 떠난 우주적인 공간성에 대한 일체감(우아일체, 宇我一體)으로 확장되기 때문이다.

(2) 만두끼 무드라(Manduki mudra)

G.S 3-51 입을 굳게 닫고 혀끝을 말아서 혀뿌리 쪽으로 집어넣어 감로를 서서히 삼킨다. 이를 만두키 무드라라고 한다.

만두끼 무드라는 혀를 뒤로 말아 넣는다는 점에서 께짜리 무드라와 비슷한 면이 있다. 다른 점은 만두끼 무드라는 혀를 혀뿌리 쪽으로 말아 넣는다는 점이고 께짜리 무드라는 혀를 연구개의 구멍에 놓는 것과 함께 시선을 미간에 둔다는 점이다.

혀를 세우는 것을 넘어 뒤로 말아 넣었을 때 주로 세 가지 변화가 나타난다. 첫째는 구강 안 공간의 뒷면을 위주로 사용하며 호흡의 통로가 좀 더 뒤쪽으로 형성된다. 이는 그만큼 복부의 수축이 더 이루어지게 한다. 이로써 우디야나 반다의 효과가 더 강해지고 척추에서는 축성신장이 강하게 일어난다. 이와 함께 후두하와 경추 1번 사이가 열리고 후두 위쪽도 열리는데 여기서 빈두의 공간이 더 열리고 에너지가 확장한다. 이를 통해 빈두의 감로가 아래로 흘러 소실되는 것을 막아주거나 혹은 만두끼 무드라에서와 같이 삼켜서 보존하게 된다.

(3) 께짜리 무드라(Khecari mudra)

H.P 3-32 혀를 뒤집은 연구개의 구멍에 넣고 시선은 미간에 고정시킨다. 이것이 케차리 무드라이다.

H.P 3-33 혀의 아랫부분에 있는 힘줄을 끊고 혀를 두 손가락으로 끼워서 좌우로 흔들어서 움직이고 소젖을 짜내듯이 혀를 끌어내는 등의 방법으로 혀를 점차 길게 내밀어서 마침내 혀가 미간에 닿을 정도가 된다면 케차리 무드라는 완전히 성공한 것이다.

H.P 3-41 이 무드라는 혀가 허공 속에서 움직이고 그에 따라 마음도 하늘을 따라 움직인다. 그래서 요기들은 이 무드라를 케차리라고 불렀다.

께짜리 무드라는 혀를 말아 연구개의 끝에 닿게 한다. 이 과정에서 혀를 실제 이렇게 만들기란 쉽지 않다. 만약 이렇게 하기 어려울 때는 혀를 말아 뒤로 보내는 정도로 하면서 이를 통해 형성되는 에너지가 뒤쪽의 숨의 공간을 열어주며 여기에 의식을 안정적으로 두는 것이 필요하다. 나보 무드라에서 혀끝을 입천장의 위쪽 중앙에 연결함으로써 깐다와 호흡통로를 상위 짜끄라의 에너지 공간으로 이었듯이, 혀를 뒤쪽에 붙이거나 보내는 것은 빈두의 에너지가 아래로 소실되는 것을 막아주고 추가로 후두의 에너지의 공간을 열어주고 활성화하는 효과가 있다. 유형의 신체기관인 혀가 연구개에 닿지 않을 경우, 무형의 에너지의 흐름이 그렇게 되도록 한다. 코를 통해 들어오는 에너지가 구강 뒤로 들어가서 호흡의 통로를 더 세우며 반다로 형성된 힘이 상승하도록 유도한다.

(4) 우뜨비지흐바 무드라(Utvi jihva mudra)

우뜨비지흐바 무드라[28]는 혀를 편 무드라이다. 이 무드라는 요가 문헌에 나오지 않지만, 호흡수련 시 자주 형성되고 필요하기에 소개하고자 한다.

수련 방법은 혀를 편 상태에서 혀의 앞면을 위의 입천장으로 부드럽게 붙이거나 가까이 두는 무드라이다. 이때 혀끝은 대개 윗니와 입천장 사이에 붙이며 구강의 공간은 다른 혀 무드라에 비해 좁은 형태가 되어 구강의 뒤 공간의 적은 부분을 사용한

---

[28] 우뜨비지흐바 무드라는 호흡수련이 진전되는 과정에서 필요하기에 저자가 명명하였다.

다. 이렇게 하면 호흡은 더 가늘고 길어지며 마치 끈처럼 이어지는 효과가 있다. 호흡의 통로는 가장 뒤쪽으로 가며 길어지고 깊어진다. 이는 의식의 집중과 이어짐이 필요할 때 사용한다. 수련의 경지가 발전했을 때는 무형의 숨의 공간을 터널처럼 나아갈 때 사용하거나 혹은 절로 일어나기도 한다.

손 무드라

(1) 찐 무드라(Chin mudra)

찐 무드라의 뜻은 '의식의 결인'이다. 손을 이용한 가장 대표적인 무드라로서 엄지와 검지를 사용한다.

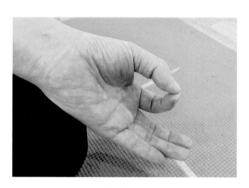

찐 무드라 1

수련 방법

① 좌법을 취한 후 양 손바닥을 위로 향하게 하고 무릎 위에 올린다.

하타요가의 호흡

② 엄지와 검지의 끝을 원형으로 붙인다.

③ 나머지 손가락은 편안하게 편다.

양 손가락 끝이나 손바닥, 발바닥을 마주 붙이는 무드라의 공통적인 효과 중 하나는 인체 중앙의 에너지가 강해지거나 분명해진다는 점이다. 그중에서도 척추 쪽의 에너지와 수슘나 나디의 힘과 경로가 선명해진다. 이를 통해 뇌의 에너지도 향상되기에 집중력이 좋아진다. 그래서 '의식의 결인'이라고 할 수 있다.

손을 찐 무드라 2와 같이 검지를 엄지의 안으로 말아 넣으면 효과가 달라진다. 이때는 척추의 에너지 흐름이 강해지는 효과보다는 숨이 코와 구강을 통해서 말려 들어가 호흡이 깊게 내려가는 효과가 향상된다. 작은 차이인 것 같지만, 손가락 끝을 붙인 것과 말아 넣은 것은 에너지의 변화에서 선명한 차이가 난다. 눈의 시선 처리의 경우에도 시선이 아래로 향하느냐 위로 향하느냐가 작은 각도 차이지만 에너지의 흐름에서는 큰 차이가 나는 것과 비슷하다. 하여 찐 무드라는 많은 요가의 호흡과 명상 수련에서 자주 사용하게 된다.

(2) 갸나 무드라(Jnana Mudra)

갸나 무드라의 뜻은 '지혜의 결인'이다. 찐 무드라와 비슷한데 손바닥을 아래로 향한다.

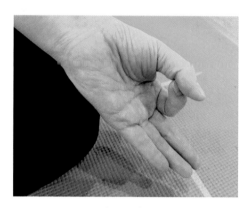

찐 무드라 2

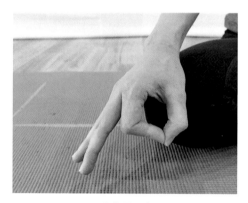

갸나 무드라

수련 방법

① 좌법을 취한 후 양 손바닥을 아래로 향하게 하고 무릎 위에 올린다.

② 엄지와 검지의 끝을 원형으로 붙인다.

③ 나머지 손가락은 편안하게 편다.

갸나 무드라의 효과는 신체 중앙의 에너지가 활성화되는 것이다. 이는 찐 무드라의 효과와 비슷한데 다른 점은 찐 무드라는 척추 중앙의 에너지가 강해지며 인체 상중하의 에너지의 활성비율이 비슷하다면, 갸나 무드라는 척추중앙의 에너지가 강해지며 인체 하부의 에너지가 주로 활성화되는 것이다. 마치 삼각 구도처럼 하위 쪽의 에너지의 비중이 더 높고 충만해진다. 이를 통해 마음과 의식을 좀 더 차분하게 사용할 수 있는 면이 있다. 그러나 다른 수련과 마찬가지로 이러한 효과를 기술하는 것은 수련의 방향성을 어느 정도 제시하기 위함이지 이대로 느껴야 한다는 것은 아니기에, 선입견을 내려놓고 수련에 임하는 것이 중요하다.

(3) **디야니 무드라**(Dhyani mudra)

디야니 무드라의 뜻은 '명상의 결인'이다.

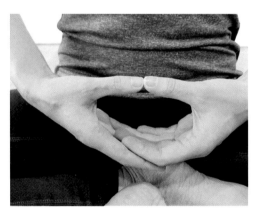

디야니 무드라

① 오른손의 네 손가락을 아래에 두고 그 위에 왼손의 네 손가락을 겹친 다음 양손 엄지손가락을 마주 붙인다.

② 겹친 양손을 좌법을 한 다리 위에 올려 손의 위치가 아랫배의 중앙에 오게 한다.

디야니 무드라의 효과는 기운이 아래로 내려가며 의식도 아래쪽으로 내려가도록 한다. 손을 쩐 무드라나 갸나 무드라처럼 옆으로 벌려 무릎 위에 놓은 형태가 아니라 신체 중앙에서 아랫배 앞에 놓았기 때문에 이러한 형태에 따라 에너지가 신체의 중앙과 아래쪽에 오며 응집되는 효과가 뛰어나다. 특히 의식을 깐다에 집중하게 하고 깐다의 에너지를 각성하는 효과가 있기 때문에 깐다 호흡이나 명상을 할 때 유용하다.

양손 엄지를 마주 붙이면 척추신경계의 에너지가 활성화되고 뇌의 집중도가 향상되기에 집중이 필요한 경우 많이 사용하는 무드라이다.

(4) 아뜨만잘리 무드라(Atmanjali mudra)

아뜨만잘리 무드라는 기도할 때 많이 사용하는 무드라이기도 하여 '기도하는 손의 결인'이라고 한다.

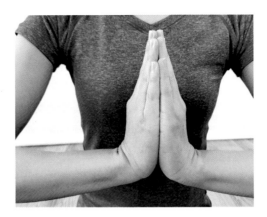

아뜨만잘리 무드라

수련 방법

① 좌법을 취한 다음 양손을 가슴높이로 올린다.

② 두 손을 가슴 앞에서 합장하고 손바닥 사이는 약간의 공간을 둔다.

마음을 모아 정성을 다하고자 할 때, 종교를 가지지 않은 사람이라 하더라도 양 손바닥을 가슴 앞에 모아 자신의 바람을 염원한다. 가슴에는 아나하따 짜끄라가 있는데 이 짜끄라는 마음의 에너지를 활성화하는 작용을 한다. 그래서 사람들은 마음을 모으고자 할 때 손을 가슴 앞에서 합장하여 신체 중앙에 에너지가 집중되도록 하고 그중에서도 가슴 쪽에 집중되도록 한다. 다른 예를 살펴보면 마음을 열고자 할 때는 가슴을 펴고 팔과 손을 활짝 여는 모양을 취하는데 이것은 마음의 에너지 공간을 크게 하며 열리는 흐름을 만드는 것이다.

에너지 면에서 일어나는 아뜨만잘리 무드라의 효과를 정리하면 좌우의 기운(이다와 삥갈라)을 상합하는데 이때 손바닥의 공간을 띄우면 가슴의 숨이 아래로 내려가며 채워진다. 이를 통해 쁘라나와 아빠나가 이어진다.

(5) 우뜨비하스따 무드라(Utvi hasta mudra)

우뜨비하스따 무드라[29]는 손을 편 무드라이다. 이 무드라도 혀 편 무드라(우뜨비지흐바 무드라)와 같이 하타요가 문헌에 나오지 않지만, 많이 실시하고 있고 인체의 에너지 공간이 확장할 때 필요한 무드라여서 소개한다. 다른 이름은 수까 무드라(Shuka mudra)[30]로 편안한 무드라이다.

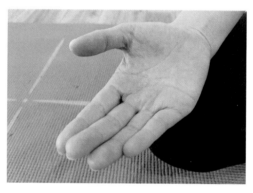

우뜨비하스따 무드라

---

29) 우뜨비하스따 무드라는 호흡수련의 심화 과정에서 필요하기에 저자가 명명하였다.
30) 수까 무드라는 우뜨비하스따 무드라의 특성을 따서 다른 이름으로 저자가 명명하였다.

① 좌법을 취한 다음 양손을 무릎 위에 올린다.

② 양손의 손바닥이 위를 향하게 하고 손가락은 자연스럽게 편다.

이 무드라는 손가락을 서로 마주 붙이지 않고 양손을 온전히 여는 무드라이다. 수행을 하다 보면 자신의 시공간이 열리고 확장되며 우주와 하나가 되는 일체감이나 우주 자체가 되는 듯한 경지에 들게 된다. 이때는 손의 무드라를 다 열린 형태로 취하는 것이 좋다. 공간성이 크게 인지되는 무드라이다.

복부 무드라

(1) 마하 무드라(Maha mudra)

H.P 3-10 마하 무드라는 왼쪽 발뒤꿈치로 회음부를 압박하고 오른 발을 앞으로 펴서 그 발을 두 손으로 꽉 잡는다.

H.P 3-11 그리고 목 부분에서 숨을 멈추어 잘란다라 반다를 하고 물라 반다로써 기를 위로 끌어올린다. 그러면 마치 회초리를 맞은 뱀처럼 꼿꼿하게 일어선다.

H.P 3-12 쿤달리니라고 하는 샥티가 똑바로 일어나면 두 개의 기도인 이다, 핑갈라에는 죽음의 상태가 된다.

H.P 3-13 그리고 매우 천천히 기를 내보낸다. 결코 급하거나 거칠게 해서는 안 된다. 이상은 위대한 성취자들에 의해서 설명된 마하 무드라이다.

복부 무드라의 대표적인 무드라는 우디야나 반다이다. 이외에도 여러 무드라가 있는데 복부만 수축하는 무드라도 있고 복부 반다와 다른 반다를 함께 실시하는 통합적인 무드라도 있다. 마하 무드라는 통합적인 무드라라고 할 수 있다. 세 가지의 반다를 한 번에 실시하는 것을 마하 반다라고 하는데 마하 무드라의 경우도 이와 비슷하다.

방법은 요가 문헌에서 설명한 바와 같이 한 다리는 펴고 한 다리를 접은 상태에서 시작하는데, 마치 자누시르사아사나를 시작할 때 준비 자세와 비슷하다. 이 상태에서 상체를 전굴 하는 것이 아니라 척추를 펴고 턱을 당겨 잘란다라 반다를 한 다음 물라 반다를 실시한다. 이렇게 하면 꾼달리니가 꼿꼿이 서고. 삥갈라 나디와 이다 나디로 흐르던 에너지는 죽은 상태가 된다고 하였다. 죽은 상태가 된다는 것은 에너지가 흐르지 않는다는 의미가 있지만, 다르게 보면 하나로 합쳐져 중앙의 통로로 들어온다는 의미가 될 수 있다. 문헌에서 우디야나 반다를 실시하는 것을 언급하지 않았지만, 이 과정도 함께 이루어진다고 할 수 있다.

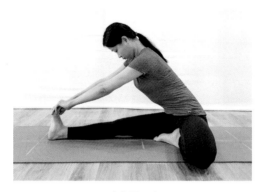

마하 무드라

(2) 따다기 무드라(Tadagi mudra)

G.S 3-50 복부를 배후(背後) 쪽으로 밀어 넣어 우물처럼 만든다. 이를 노화와 죽음을 몰아내는 위대한 타다기 무드라라고 한다.

따다기 무드라의 뜻은 '연못 무드라'이다. 하타요가쁘라디삐까와 시바상히따에서는 소개되지 않고 게란다상히따에 소개되어 있다. 양다리를 앞으로 뻗은 다음 양손은 발을 잡고 허리를 편다.[31] 턱을 당기고 복부를 등 쪽으로 우물처럼 당긴다. 빠스치모따나아사나가 머리를 다리 가까이 붙이고 쁘라나를 수슘나 나디로 이끄는데 주안점이 있다면, 따다기 무드라는 복부의 수축을 통해 사마나 바유를 활성화하며 소화의 불을 증대하고

---

31) 게란다상히따에서는 두다리를 펴고 하는 것에 대한 언급이 없지만 이렇게 전수되기도 한다.

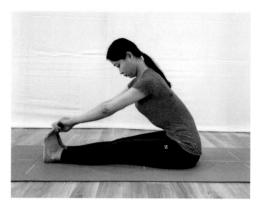

따다기 무드라

내장기관의 기능을 활성화하는데 비중이 있다.

다리 무드라

(1) 다리와 에너지의 변화

요가 문헌에 다리에 관한 무드라가 직접 소개된 것은 아니다. 그런데도 다리 무드라로 따로 설명하는 것은 다리의 움직임이 호흡수련과 에너지의 조절에 중요한 영향을 미치기 때문이다. 손과 혀의 작은 변화에도 수련자가 어떻게 자신의 호흡을 조절하느냐에 따라 작지 않은 변화가 일어나듯, 다리의 모양과 각도에 따라서도 호흡과 에너지의 흐름에 변화가 일어난다. 그렇기에 요가에서 좌법이 중요하다. 또한 다리의 각도와 위치뿐만 아니라 손과 팔의 각도와 위치, 몸의 세움과 역전도 중요하다. 이 과정에서 하타요가의 호흡은 아사나와 무드라의 차이

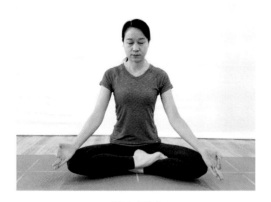

싯다아사나

를 좁히고 서로 연결해 준다. 하여 요가의 좌법을 에너지의 변
화와 흐름을 형성하는 무드라적인 관점에서 살펴보고자 한다.

(2) **싯다아사나**(Siddhasana)

  *G.S 2-7 한쪽 발을 구부려 발뒤꿈치를 회음부에 위치하게 하고
반대쪽 발뒤꿈치는 성기 위에 얹는다. 턱을 가슴으로 당기고 움직
임과 감정을 통제하며 미간을 똑바로 주시한다. 이 아사나는 자유
를 향한 문을 여는 싯다사나라고 부른다.*

  싯다아사나는 '달인좌(達人坐)'라고 한다. 요가의 좌법 중 빠
드마아사나와 함께 가장 중요한 좌법으로 꼽힌다. 인체는 좌법
을 취할 때 전체 모습이 삼각 구도를 취하는 것이 좋다. 앉아서
호흡하기 좋은 삼각 구도를 만들기 위해서는 다리의 각도를 넓

게 벌리는 것이 필요하며 바닥에 놓인 엉덩이와 양 무릎의 구도 또한 삼각형으로 만들어 인체가 지면에 안정적으로 지지되게 하는 것이 필요하다. 이런 구도로 형성된 자세가 달인좌이다. 손은 무릎 위에 올려 전체 삼각 구도를 완성함으로써 깐다에 인체의 중심이 오게 하고 호흡의 통로를 깊게 여는 작용을 한다. 이는 다른 좌법들도 공통으로 나타나는 효과라고 할 수 있다. 발은 몸의 중앙에 가까이 붙일수록 그 힘이 척추를 세우는 힘으로 작용한다. 이와 함께 발뒤꿈치가 회음부와 깐다 가까이 온 구도는 아래쪽의 에너지를 각성하도록 돕는다.

(3) 빠드마아사나(Padmasana)

S.S 3-104~106 연화좌(Padmasana)는 발바닥이 위로 향하게 교차시켜 양쪽의 허벅지 깊이 올려놓고 손바닥은 위를 향해 두 무릎의 중앙에 놓는다. 시선은 코끝에 두고 혀끝은 윗니의 뿌리에 붙여둔다. 턱을 바르게 한 후 가슴을 부풀리며 되도록 천천히 기를 깊이 들이마시고 배에 가득 채운 다음 가능한 서서히 기를 토한다.

빠드마아사나의 뜻은 '연화좌(蓮華坐)'이다. 두 다리를 서로 겹쳐 허벅지에 올리는 모양으로 인해 '결가부좌(結跏趺坐)'[32]라

---

32) 요가야갸발까와 같은 여러 하타요가문헌에서 결가부좌는 영웅좌를 말한다. 연화좌는 결가부좌에서 손동작이 추가된 것을 의미하기도 한다.

고 부르기도 한다. 이 자세의 효과도 싯다아사나와 같이 삼각
구도를 만들어 에너지의 일차적인 중심이 아래쪽에 가는 면도
있지만, 두 다리를 겹쳐 결을 짓는 형국을 통해 아래쪽에서 받
쳐 올리는 흐름이 더 좋아진다. 싯다아사나가 삼각 구도로 중
심이 골반과 아랫배에 집중하게 하는 것이 장점이라면 빠드마
아사나는 아래 결가부좌 한 하지를 받침으로 하여 기둥을 세우
는 수직력이 강화되는 장점이 있다. 하여 빠드마아사나는 척추
를 곧게 세워 호흡과 에너지 통로를 여는 효과가 있다. 다리의
유연성이 부족하여 빠드마아사나를 하기 어려운 경우에는 아
르다빠드마아사나(Ardha Padmasana)를 실시한다.

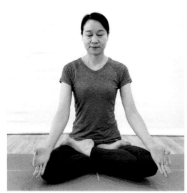
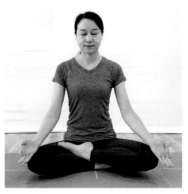

빠드마아사나   아르다빠드마아사나

(4) 수까아사나(Sukhasana)

수까아사나는 '편안한 좌법'이라는 뜻을 가지고 있다.

대개는 책상다리의 형태와 비슷한 자세를 취한다. 다른 자세로는 오른쪽 다리를 골반 앞에 두고 왼쪽 다리를 그 앞에 두는 자세를 취하기도 한다.

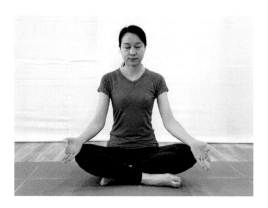

수까아사나 1

수까아사나 1은 양다리를 교차시켜 발이 다리를 받치도록 한다. 책상다리와 비슷한 모양을 취하는데 하지의 유연성이 약한 경우에 편안하게 실시할 수 있다.

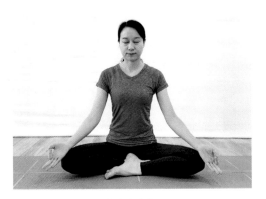

수까아사나 2

수까아사나 2는 수까아사나 1의 자세에서 다리를 조금 더 넓게 벌리고 양 대퇴와 발이 동시에 바닥에 닿도록 한다. 마치 싯다아사나를 편안하게 한 것처럼 실시한다. 오랜 시간 호흡수련을 할 때 유용한 자세이다. 삼각 구도는 에너지를 한쪽으로 유도하기 좋은 구도이다. 무릎을 몸의 중심에서 멀리 두고 발뒤꿈치가 몸쪽으로 향하게 하는 것은 다리와 그 사이의 공간의 에너지가 중심인 깐다 쪽으로 오게 한다. 이러한 면에서 좌법 시 다리의 구도는 손이나 기타 몸짓과 같이 무드라와 같은 효과를 만든다고 할 수 있다.

5장

호흡수련의
안전성

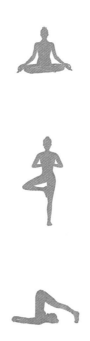

호흡수련의 준수사항

H.P 2-1 요가 수행자는 자세(Asana)를 익숙하고 확실하게 익힌 후에 균형 있는 음식을 적당하게 먹으며, 스승의 가르침에 따라 숨을 통해 기운을 다스리는 방법을 수련(Pranayama)해야만 한다.

H.P 2-11 아침, 낮, 저녁, 한밤중, 네 번에 걸쳐서 이 조기를 수행하여 숨의 보유(Kumbhak)의 횟수를 날마다 조금씩 늘려나가 마지막에는 80회에 이르게 해야 한다.

요가는 어떻게 수련하는지가 매우 중요하다. 대개는 어떤 수행기법을 실천할 것인가에 관심을 많이 가지지만 이에 못지않게 일상을 어떻게 보내는지에 따라 수행의 생명력이 달라진다. 무엇보다 첫 번째는 수련에 임하는 마음과 마음가짐이 중요하다. 이는 도심(道心)이라고 할 수 있는데 마음과 마음가짐에 따라 같은 수련이라도 형성되는 에너지와 빛은 달라진다. 호흡수련 시 자신의 근원을 지향하는 마음을 가지며 수련하는 것과 마음의 안정과 건강을 위해서 하는 것은 차이가 난다. 후자의 수련이 나쁘다는 것이 아니다. 수련을 시작할 때 많은 사람이 건강과 마음의 안정을 목적으로 한다. 이것이 좋은 동기가 되고 그에 맞는 결과도 얻을 수 있다. 하지만 인간의 본래 정체성이 자신의 신성적, 영적 성장을 이루는 것이라면 보다 상위의 지향점을 가지면 그에 맞는 에너지와 빛이 호환·파동·공명하며 형성된다. 어떤 사람은 특정한 능력을 얻기 위해 수련하기도 하는데 그 목적이 사적인 욕심에 매인다면 수련의 결과는 크게 달라질 것이다.

S.S 3-16 스승(Guru)에 대한 믿음으로 그 가르침에 따라서 극기하는 수행자들은 반드시 성취(Siddhi)를 얻을지니 성실하게 요가를 수행할 것이다.

S.S 3-19~20 성취를 위한 첫째 조건은 요가 수행의 결실에 대한 신념이다. 둘째는 요가 수행에 대해서 확고한 신뢰를 가지는 것과, 셋째는 스승을 공양할 것, 넷째는 평정심을 유지하고, 다섯째는 육체의 감각기관을 제어하며, 여섯째 절식(節食: Mitahara)이 요가 수행의 전제조건이다.

수행에 대한 마음가짐을 어떻게 가질 것인가에 대해 요가 문헌에서는 먼저 바른 수행법과 그것을 가르치는 스승에 대한 믿음을 강조하고 있다. 이는 수련을 시작하기 전에 신중히 고려해서 선택해야 할 부분이다. 요가의 역사가 오래되고 많은 내용이 전해지다 보니 특정한 수행법 내에 일정 부분 불안정한 부분이 내포되어 있을 수도 있다. 수행자는 이를 미리 알기 어렵기 때문에 막연하게 알고 수련하다 보면 의도치 않은 결과에 이를 수 있다. 그렇기에 수련의 과정에서 발생할 수 있는 부작용을 알려주고 예방해줄 수 있는 스승이 필요하다.

즉 안전한 수련을 위해 전제가 되는 것은 올바른 수련법을 실수련으로 체득한 스승을 만나는 것이다. 수련한다는 것은 구체적인 실천을 통해 결과를 얻는 과정이기에 본질적인 방향성에서부터 세부적인 사항까지 잘 알고 있는 스승 혹은 선배 수련자가 필요하다.

두 번째는 수련을 꾸준히 규칙적으로 실천하는 것이다. 요가는 수행법이기에 매일 매일 실천적인 연마를 해야 한다. 그런데 관념적으로 수련을 인식하고 추론에 의해 그 세계를 인식한다면 수행의 실질적인 생명력은 없다고 할 수 있다. 무엇보다 실제 체득하지 않은 인식은 현실과 유격이 발생하게 된다. 이렇게 되면 결국 자신이 모르는 영역을 가르치는 것과 같은 결과를 낳게 된다. 자신이 아는 것 중 체득한 것을 가르치는 것이 수련 지도라고 할 수 있다. 이같이 수련을 실질적이고 구체적으로 지도하기 위해서는 수행자가 자신의 일상에서 수행을 꾸준히 실행해야 한다. 수련을 시작하는 초심자는 실질적인 체득을 한 스승을 모시고 적은 시간이라도 실천하는 습관을 들여 점점 수련의 양과 질이 상승·확장·발전하도록 정진해야 한다.

세 번째는 식이 관리를 하여야 한다. 어떤 수행자는 먹는 것에 매이지 않는다며 자유롭게 가리지 않고 먹으며 수행하는데 이것은 바람직하지 않다. 육체층이 물질로 구성되어 있지만, 이 또한 에너지 중의 하나이다. '어떤 음식을 먹는가'는 '인체의 물질적 에너지가 어떻게 형성되는가'로 연결된다. 이러한 물질적 에너지는 상위층 에너지의 토대가 되거나 전환되기도 하므로 맑고 밝은 음식을 먹으면 인체 세포의 빛과 에너지 또한 그렇게 되며 탁한 음식을 먹으면 인체도 탁하게 되어 결국 수련의 상당 부분이 이를 정화하는 데 소모된다. 그래서 하타요가에서는 절제식인 미타하라(節食: Mitahara)[33]를 강조한다.

---

33) 하타요가쁘라디삐까 1-58
   게란다상히따 5-21~22

호흡수련의 부작용

수련의 위험요소

H.P 2-15 사자나 코끼리, 호랑이 같은 맹수도 서서히 길들일 수 있는 것처럼, 조기의 수행, 또한 서서히 계속해야 마침내는 조절할 수 있게 되는 것이다. 그렇지 않고 억제하려고 하면 오히려 수행자는 육체를 해친다.

H.P 2-16 바른 호흡에 의한 조기의 수행으로 모든 질병이 없어질 것이다. 그러나 수행의 방법이 틀리면 오히려 여러 가지 병이 생기게 된다.

수련은 안전하게 하는 것이 무엇보다 중요하다. 자신의 영적 성장과 마음의 평안, 심신의 건강을 위해 시작한 수련이 오히려 그와 반대의 결과를 가져온다면 자신이 그동안 들인 정성과 노력이 퇴색될 것이다. 그러면 안전하게 수련하려면 어떻게 해야 할까?

앞에서 말한 준수사항을 잘 지키는 것이 안전하게 수련하는 기본 지침이 되는데 잘못된 수련 방법과 습관이 어떤 부작용을 만드는지 알면 반대로 안전하게 하는 방법을 알 수 있을 것이다.

H.P 2-17 잘못된 방법에 의하여 기운이 흐트러지면 딸꾹질, 천식과 기관지, 두통, 귀, 눈의 통증 등 여러 가지 질환이 발생한다.

H.P 2-18 그러므로 올바른 방법으로 기(氣, Prana)를 채우고, 유지하며 토해내지 않으면 안 된다. 이렇게 할 때 비로소 성취에 이르게 된다.

수련자가 잘못된 수련의 부작용을 겪는 경우가 생각 외로 제법 있다. 이러한 상황에는 몇 가지 이유가 있는데 첫 번째는 수련의 초기에 그것이 바로 나타나지 않는다는 점이다. 즉 수련을 조금 했을 때는 잘 나타나지 않다가 그 수련으로 인한 에너지가 누적되었을 때 나타나는 것이다. 마치 길을 갈 때 처음에는 원래의 좌표에서 5도 옆으로 틀어졌는데 이를 중간에 수정, 보완하지 않으면 몇백 km를 간 이후에는 원래 목적지와는 상당한 차이가 나는 것에 비유할 수 있다. 무심과 고요, 충만의 공부를 하는데 은연중 상(相)을 지어 공부하거나 용을 쓰거나 혹은 깐다와 하위 짜끄라의 안정성 없이 수련한다면 이것이 몇달 몇 년을 넘어서게 되면 목적지가 달라진 것처럼 전혀 다른 수련의 결과를 가져온다. 그래서 수련에서는 무엇보다 올바른 좌표와 경로에 해당하는 완성의 수련법이 있어야 하고 중간중간 오차를 수정해 줄 수 있는 스승과 자신의 성찰이 중요하다.

수련은 거의 필연적으로 많은 시행착오를 겪게 되는데 이는 인간이 가진 불완전성에서 비롯되는 자연스러운 과정이다. 인간이 완전한 존재라면 수련법 자체가 필요 없다. 불완전하다는 것은 존재적 한계를 지닌다는 것이다. 인간이 가진 한계의 첫 번째는 육체를 가진 것이다. 몸은 지속해서 외부에서 무언가를 공급받아야 한다. 공급이 중단되면 에너지원과 재생물질이 없어 몸은 쓰러지게 된다. 두 번째는 시간적 제한이다. 음식이 공급되더라도 생로병사의 원리에 따라 노화되기에 결국 몸은 수명을 다하게 된다. 이러한 육체가 가지는 생리적, 시간적 한계는 역으로 공부의 환경이 된다. 한계는 깨닫지 못한 상황에서는 고로 작용하므로 이를 뛰어넘기 위한 인간의 노력으로 연결된다. 그중 가장 상위의 노력이 수련이다. 세 번째는 삼욕칠정을 가지고 있는 것이다. 예를 들어 수련 시 그냥 고요하게 수련하면 되는데 빨리 성취하고자 하는 마음, 알고자 하는 마음, 조급한 마음, 능력을 얻고자 하는 마음이 욕심과 맞물려 무심으로부터 멀어지게 하거나 왜곡된 상을 보게 한다.

근본 자신은 삼욕칠정이 없다. 빛의 몸에 기반하고 있기에 먹어야 하거나 자야 하거나 성적인 욕망을 채워야 할 필요가 없다. 반면 인간은 육신을 기반으로 하고 있기에 근원적 깨달음에 이르렀더라도 먹어야 하고 자야 한다. 그렇지 않으면 현상세계에서 자신을 유지할 수 없다. 이러한 인간이 가진 고유의 한계점들과 특성으로 인하여 수련 시에는 많은 시행착오를 겪게 된다.

에너지의 역전, 상기

수련의 시행착오 혹은 부작용의 대표적인 것을 예를 들면 인간의 에너지 체계에서 하위 에너지 체계의 안정성이 바탕이 된 가운데 상위 에너지 체계가 각성되고 활성화되어야 하는데 그렇지 못한 경우이다. 이를 통해 나타나는 부작용이 에너지의 역전 현상이다. 이를 상기증(上氣症)이라고 한다.

일반적으로 얼굴이 상기되었다는 표현을 쓴다. 기운이 위로 올라갔다 혹은 몰렸다라고 할 수 있는데 기(氣)와 혈(血)은 함께 움직이므로 혈액의 흐름도 위로 올라가게 된다. 그래서 얼굴의 볼이 붉어지는 것이다. 그런데 수련 시 발생하는 상기는 맥락은 비슷한데 결과는 상당히 차이가 있다. 위의 경우가 일시적이라면 수련 시의 상기는 패턴화된 것을 말한다. 이 결과는 자신의 호흡 습관과 의식집중의 습관으로 인해 발생한 것이다. 호흡과 의식은 인간의 습관 중 가장 깊게 형성되는 습관이다. 수련의 부작용은 이러한 습관을 통해 장기간 노력의 결과로 만들어진 것이라서 한번 형성되면 되돌리거나 지우기가 쉽지 않다. 대부분 이러한 습관이 시작되는 수련의 초기에는 어떤 결과가 올지 잘 모른다. 마치 가랑비에 서서히 몸이 젖는 것과 같아 그냥 지나가게 된다. 그런데 그러한 수련이라고 하더라도 수련 전체에 불안정성이 있는 것이 아니라 전체 수련의 힘이 100이면 그중 일부가 불안정성을 가지고 있기에 효과를 위주로 인식하여 좋다고 느끼는 경우가 많다. 이 후 시간이 지나 불안정성이 누적되면 표면화된다. 그래서 수련자가 이상 증세를 느꼈을 때는 이미 상당히 진행된 상태이기 때문에 이를 다시 안정시키거나 원래의 상태로 돌리려면 각고의 노력과 정성을 통해 한계를 뛰어넘는 과정이 필요하다. 그러나 초기에 약하게 일어난 경우도 많아 너무 염려할 필요는 없지만 누적되고 난 뒤 증상으로 드러난 경우도 상당수 있기에 처음부터 안전하게 수련하는 것이 무엇보다 중요하다. 위의 증세는 여러 가지가 있는데 요가 문헌에서 언급한 두통, 눈·귀의 질환, 기관지 질환 등도 이러한 증세와 연관이 있다. 이뿐 아니라 정신적 불안, 심장의 두근거림, 예민함, 불면증 등도 발생한다. 그리고 머리가 무거워지고 압이 증가하여 빡빡해지는 것을 느끼기도 한다.

자율신경실조증

현대의학적인 관점에서 보면 상기증은 자율신경의 실조증세라고 볼 수 있다. 그리고 교감신경이 항진된 경우로 파악한다. 그래서 정신적으로 예민해지고 긴장되는 증상이 지속되거나 심리적으로 불안정해지고 의식을 차분히 두기가 어려워진다. 이런 상태에서 지금까지 해왔던 수련방식을 떠올리거나 시도 하려고 하면 다시 불편한 상태가 재현된다.

이렇게 되면 심장의 기능이 항진되어 얼굴에 열이 나기도 하고 가슴의 갑갑함과 답답함, 열감을 느끼기도 한다. 한방에서 말하는 수승화강(水昇火降)이 잘 안 되는 것이다. 심장이 주관하는 화기(火氣)가 아래로 내려가 배를 따뜻하게 하고 신장이 주관하는 수기(水氣)는 위로 올라와 머리를 식혀 차분하고 시원하게 만들어야 하는데 이것이 반대로 되는 것이다. 그렇기에 머리에 열이 오른 것처럼 신경계가 불안정하고 들뜬 현상이 생기는 것이다. 의식도 각성이 지나치게 된다.

사실 이러한 수련 패턴의 씨앗은 초기 때부터 조금씩 드러나는데 그것을 체크, 지도할 수 있는 스승을 만나지 못하면 불안정성의 누적으로 어려운 국면을 맞이하게 되는 것이다. 그렇다고 그러한 것을 너무 나쁘게 볼 필요는 없다. 크게 보면 그러한 어려움 또한 뛰어넘게 되면 공부의 자양분이 되고 그 과정에서 정반합(正反合)적으로 수련에 대한 이해가 매우 깊어지므로 결국에는 더 큰 안목과 수행의 폭을 가질 수도 있다. 그런데 그렇게 가기까지가 만만하지 않고 웬만한 의지로는 뛰어넘기가 쉽지 않기 때문에 가능한 사전에 방지하는 것이 더 좋다고 볼 수 있다.

다시 언급하자면, 자신의 근원을 찾아가는 긴 여정에서 수많은 난관과 한계를 뛰어넘는 과정이 따르기에 이 또한 큰 관점에서 보면 '좋고 나쁘고'의 문제를 뛰어넘는다고 할 수 있다. 참고로 이러한 수행의 어려움, 장애 또한 넓은 의미에서 그란띠

34)라고 할 수 있다. 이것이 몸의 에너지 체계에 설정된 것이 세 가지 그란띠라고 할 수 있다. 그런데 이 그란띠는 몸의 에너지 체계에만 있는 것이 아니라 각 개인의 수행의 경로에도 있고 인생의 경로에도 있다. 그 경로를 뚫어가고 풀어가는 과정 자체가 수행이라고 할 수 있다.

---

34) granthi: 산스크리트어로 매듭, 결절을 뜻함. 수슘나 나디의 경로에 마치 매듭이 있는 것 처럼 쿤달리니의 상행에 장애를 일으킨다. 브라마 그란띠, 비슈누 그란띠, 루드라 그란띠 가 있다.

안전한 수련

마음과 마음가짐

어떻게 하면 안전하게 수련할 수 있을까?

완전한 수련체계와 경지에 오른 스승을 만나는 것이 가장 좋은데 이는 현실적으로 쉽지 않다. 그리고 그러한 사람이 자신의 근처에 있다고 해도 배우는 수행자가 어떤 사람이 그러한 스승인지 자신의 안목으로 알아보기는 어렵다. 왜냐하면 자신의 공부 수준 만큼 상대가 보이기 때문에 상대방이 어느 정도 경지에 올랐는지 그 수련법의 전체 과정이 어떠한지 실질적으로 파악하기는 어렵다.

그러나 이론적으로 체계적인 공부를 해왔고 기초적인 수행의 경험을 통해 적지만 안정적인 수련에 대한 체득이 있다면 좋은 스승과 수련법을 만날 확률은 좀 더 높아진다. 여기에는 보이지 않는 부분도 작용하는데 그중 하나는 근본 자신의 보이지 않는 안배이다. 자신이 쓰는 마음과 마음가짐, 수련에 대한 목적과 가치관, 순수함으로 형성된 빛의 에너지가 보이지 않는 가운데 길을 열어준다고 할 수 있다. 여기에 근본 자신의 보이지 않는 안내가 상합하여 좋은 수련법과 스승을 찾아가게 한다. 그렇기에 수도자는 무엇보다 참된 수련법과 스승을 만나기 위해서 자신에게 정성과 노력을 들이는 것이 제일 중요하다. 왜 수련을 하려고 하는지, 그 순수한 목적과 마음에 집중하며 참 자신을 알고자 하는 마음을 바로 세우는 것이 먼저 필요하다. 그러한 마음이 길을 열어주는 것이다.

그래서 깊이 보면 세상에는 우연이 없다. 현재 어떤 수련법을 만나 무엇을 하고 있는가는 자신이 그동안 써온 마음과 노력, 행동의 결과이다. 물론 과정상에서 어려움을 겪기도 하기에 현재 자신의 상황이 안 좋다고 하여 다 잘못하고 있다고 할 수는 없다. 그것은 바른길을 찾아가는 동력이 되기도 한다. 그래서 수도자는 자신의 환경을 탓하지 않고 자신의 상태에 온전히 집중하여 상황을 풀어나가는 마음가짐이 필요하다.

자연스러운 수련부터

만약 수련을 세밀하게 지도받을 스승이 없고 어떤 수련법이 현재 자신에게 맞는지, 바른 수련법이 무엇인지 알기 어려울 때는 어떻게 수련하는 것이 좋을까?

이럴 때는 보편적이고 안정적인 수련부터 하며 기초를 다지는 것이 좋다, 비전(祕典)으로 전해지는 수련이나 어려운 수련

기법보다 편안한 수련을 하는 것이 무난하다. 이러한 수련을 자연스럽게 실시하면 몸에 힘이 들어가거나 호흡의 불편한 증상들이 거의 일어나지 않는다.

예를 들면 쁘라나야마 시 꿈바까를 하는 수련이나 반다를 수련을 하는 것보다는 자연스러운 횡격막 호흡을 하며 호흡의 통로와 들숨과 날숨의 흐름을 인지하는 호흡명상을 하는 것이다. 일상적인 호흡에서 시작하여 안정되고 자연스럽게 길어진 호흡은 부작용이 생길 확률이 상대적으로 적다.

사바아사나의 자세로 이완명상을 하는 정도도 안정적인 수련이다. 또는 호흡을 길게 하려 하거나 에너지를 끌어올리려는 의도 없이 간다에 편안하게 의식을 두고 호흡하는 것도 리스크가 발생할 확률이 낮다.

이러한 수련을 통해 기본적인 의식과 에너지 조절의 안정감을 형성한 후에 상승의 수련을 만나면 그때부터 집중적으로 수련하면 된다.

좋은 스승과 바른 수련법을 만났다고 하더라도 수련은 하루아침에 이루어지는 것이 아니다. 그렇기에 수행자는 여유와 기다림의 마음을 가지고 순수하게 참 자신을 찾기 위해 정진하면 어느새 변화하며 나아가는 자신을 만나게 될 것이다.

찾아보기

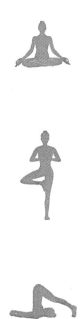